這本書能讓你
戒菸

亞倫・卡爾 Allen Carr——著　陳思華——譯

高寶書版集團

獻給潔姬（Jackie）、艾蜜莉（Emily）、哈利（Harry）和席德（Sid），
但最主要是給令人敬佩的喬伊絲・卡爾（Joyce Carr）。

關於作者

亞倫．卡爾曾是菸齡超過三十年的老菸槍。一九八三年，經歷了無數次戒菸失敗，他從一天六十根菸到一天抽一百根，後來在不靠意志力的情況下變成一根菸都不抽，沒有任何戒斷症狀，且絲毫未發胖。他意識到自己發現世人盼望已久的祕密——輕鬆戒菸的方法，以此展開拯救全世界吸菸人群的任務。

該方法空前的成功，使他馳名國際，成為著名的戒菸權威，創建的戒菸中心現已遍佈全球。首本著作《1000萬人都說有效的輕鬆戒菸法》（*Allen Carr's Easy Way to Stop Smoking*）賣出超過一千四百萬冊，被翻譯成四十種語言，暢銷全球。至今已有許多人在亞倫的輕鬆戒菸中心成功戒菸；在那裡，保證你能輕鬆地戒掉菸癮，否則全額退費。

亞倫．卡爾首創的輕鬆戒菸法已成功應用在體重控制、酗酒、負債、賭博、精製糖和其他林林總總的癮症與問題上。

欲了解更多亞倫．卡爾的輕鬆戒菸法資訊請上官網查詢（www.allencarr.com）

亞倫・卡爾的輕鬆戒菸法

助你擺脫菸癮的金鑰

目錄

Contents

序

到底該怎麼做，才能跟著有史以來最暢銷的戒菸書擺脫菸癮？概括來說就是「一步一步來」，再講得細一點就是把過去三十五年來，治療世界各地估計三千萬名左右的吸菸者累積的知識學以致用。換句話說，目前已有三千萬人擺脫菸癮困擾；說來或許難以置信，但各位準備好成為那第三千萬零一個人了。

你手上的這本書，是亞倫・卡爾的輕鬆戒菸法最新進階實踐版，不僅有助於解決香菸、電子煙、口嚼菸、香菸沾粉、口含菸和其他尼古丁產品上癮的問題，也能保證過程輕鬆，甚至愉快。亞倫・卡爾最初在他的首本著作《1000萬人都說有效的輕鬆戒菸法》一書中提出的療效備受質疑，但我開頭引述的成就為這本更新版開闢康莊大道。

不過，要想戒掉香菸或電子煙也不是一蹴可幾，對不對？有人花了好幾個月，甚至數年，也未完全戒掉抽菸或電子煙的欲望。以前的我過著菸不離手的日子，總是抱著「我也知道戒菸好，但我實在沒時間，況且每個方法我都試過了，就是戒不掉，那有什麼用？」的態度。

我事業有成，生活忙碌，隨之而來的是沉重的壓力，香菸讓我感覺就像興奮劑，賦予我前進的動力；我也把香菸視為一種紓壓工具，有助於放鬆，提升專注力，把它當成補充能量或犒賞之類的東西（身為一個老菸槍，我差不多十分鐘就要抽一根菸！），儘管抽菸的壞處顯而易見，我仍深信我的生活離不開香菸。就像許多自認為「無可救藥」的吸菸者，我寧願抽菸換取一段我認為快樂的短暫人生，也不要活得健康，卻過著漫長痛苦的生活。在我看來，即使真的戒菸了，又有什麼意義？誰想悲慘的過一輩子？

幸運的是最終有人讓我看清楚事實真相。大約二十年前，我去了亞倫．卡爾在英國倫敦的首座戒菸中心。當時的我不屑一顧，完全不相信他有辦法讓一天八十根菸的我戒掉菸癮。其實我是被逼的，因為我太太要我去，我才答應參加，我抱持著一走出會場還是會繼續抽菸的心態，而她至少要等一年才會再在我耳邊嘮叨戒菸的事。沒有人比我（或許還有我太太）對我靠亞倫．卡爾的輕鬆戒菸法擺脫菸癮更驚訝或高興的了。

如果我的心態夠開放，根本沒什麼好驚訝的。我去參加研討會時，亞倫的研討會及其著作已經幫助成千上百萬人戒菸成功。成果一目了然，但身為終日圍繞著「再抽一根」的老菸槍，我完全視若無睹。我很容易成為那種無可救藥的尼古丁成癮者。現在看來，我只能說一部分的我並不想看見，是我個人改變人生的經驗說服了我。

亞倫本身也曾是抽了三十三年的老菸槍，一天要抽六十到一百根菸。包含針灸，各種傳統療法和特殊的戒菸法他都試過，依然戒不掉。到最後，他像我一樣連試都不想試，相信：「一日吸菸，終生吸菸」。然後他發現到某個事實，讓他又有動力嘗試戒菸。

據他所述，他在一夜之間從每天一百根菸變成一根也不抽，沒有一絲焦躁，也不覺得失落、空虛或抑鬱；他反而很享受戒菸的過程，甚至在熄滅最後一根菸前，就知道自己已經擺脫菸癮，自此以後，他完全沒了想抽菸的衝動。

這件事啟發了亞倫，他頓時意識到自己發現一個戒菸的方法，能讓任何人成功戒菸：

——輕鬆、立即而且無痛

無須意志力、輔助、替代品或竅門

不會經歷焦躁、抑鬱

沒有任何戒斷症狀

不用擔心發胖

在把身邊會抽菸的朋友和親戚當作白老鼠實驗後，他放棄自己合資格會計師的身分，創辦戒菸中心幫助其他人戒菸。他將其命名為輕鬆戒菸法，戒菸事業的成功讓亞倫．卡爾的輕鬆戒菸中心目前在全球五十個國家，共一百五十座城市落腳。根據他首創的戒菸法寫成的暢銷書也被翻譯成四十種語言，每年持續增加中。

亞倫很快意會到他的方法也能運用在其他眾多問題上，該方法已幫助數以萬計的人戒除香菸、酒精、古柯鹼和其他毒品，治療糖上癮、暴飲暴食、飛行恐懼症，以及嗜賭、購物狂和網路／社群成癮等問題。

我受到亞倫本人和他神奇的戒菸法很大的激勵，時常打擾他，在他面前高談闊論，羅賓．海利（Robin Hayley，亞倫．卡爾的輕鬆戒菸中心現任董事長）便讓我加入他們的行列，共同治療來自世界各地的吸菸者。幸好我成功說服他們，接受亞倫和羅賓的訓練是我人生中最有意義的經驗之一，能有亞倫這個朋友、教練和導師讓我與有榮焉。

過去二十年來，我個人在亞倫．卡爾最初於倫敦創辦的戒菸中心、全美和世界各地，治療超過三萬名菸癮患者。我有幸帶領整個團隊，將他首創的戒菸法從紐約帶到墨西哥城，洛杉磯到莫斯科，密爾瓦基到新加坡、雪梨和聖地牙哥等地。

亞倫託付給我的任務是要確保他的遺產能充分發揮潛力。我們把亞倫．卡爾的輕鬆戒菸法從錄影帶推廣至DVD，現場研討會到app程式，電腦遊戲到有聲書，再到線上課程，持續突破界限，以配合不斷推陳出新的數位科技。

在這個巨大成功的背後是一個簡單的事實，亞倫意外發現這個事實，傳授給像我這樣的千千萬萬的吸菸者，我們都不曾期待以這種方式改變，我們都抱持懷疑，存在同樣的錯誤認知。目前仍有許多戒不掉香菸和電子煙的人在菸癮的惡夢中掙扎，相信自己享受抽菸或電子煙帶來的樂趣，認為抽菸對其有益，而且戒菸很難，甚至不可能戒掉。

大多數人不知道隱藏在菸癮或任何尼古丁依賴症背後不為人知的真相，就連很多已戒菸者也毫無頭緒。這就是為什麼一些只用意志力戒菸的人，在熄滅最後一根菸後仍有好一段時間渴望抽菸。他們相信這是一種犧牲，戒菸不會帶來愉悅或精神上的支持，相信香菸有助於控制體重、放鬆、社交和紓壓。了解這個簡單的事實以及如何運用，是逃離尼古丁陷阱並永遠解脫的關鍵，但需要特殊的方法才行。

亞倫．卡爾的輕鬆戒菸法正是關鍵所在

本書就跟所有輕鬆戒菸法的著作一樣有助於看透這個簡單的事實，是設計用來幫助目不暇給的吸菸者；他們早已疲於應付二十一世紀的生活需求，喜歡思路清晰、不拖泥帶水

的指導方針。戒菸不需要靠罪惡感、脅迫、畏懼或恐嚇戰術，之後你將學到上述方法實際上會讓戒菸變得更難。《這本書能幫你戒菸》提供條理分明、能輕鬆執行的方法，教你如何立即、無痛且永久地戒菸。

如果你使用的是電子煙、加熱式菸品，傳統口嚼菸、口含菸、香菸沾粉或任何其他我曾提及的尼古丁產品，本書同樣適合你。

很多時候，本書為了文章的流暢度，會把重心放在「香菸」和「抽菸」上，希望使用電子煙、JUUL、香菸沾粉和口含菸的讀者不要因此洩氣，本書的每個觀念幾乎能應用在所有尼古丁產品上。

你只需要在閱讀本書期間持續抽菸或使用其他尼古丁產品，亞倫．卡爾的輕鬆戒菸法的優勢在於會等你完全準備好後才開始戒菸。

確保本書忠於亞倫．卡爾最初提出的方法是我的責任。亞倫去世後，有人建議我應該掛名之後出版的書籍作者。在我看來，這麼做是不對的，因為每本新書都是嚴格根據亞倫．卡爾首創的輕鬆戒菸法所寫。在新書中，我們只稍微更新內容並修改格式，為了與時俱進，貼近當下菸癮患者的生活。比方說，我們現在就必須為使用電子煙，或除了香菸、雪茄和煙斗外任何形式攝取尼古丁的人提供方針。尼古丁成癮的問題在過去三十五年內以驚人的速度成長。

我們還需要涵蓋亞倫當初寫書時尚未顯現或深入了解的議題，像是：

- 自殘
- 抽菸對代謝率的影響
- 尼古丁成癮如何導致抑鬱和焦慮
- 抽菸和大麻間的關聯
- 社交媒體、賭博和串流媒體的影響

以上議題將在這本這個全新版本中首次亮相。另外，諸如：

- 食欲和體重增加
- 壓力
- 習慣性抽菸／尼古丁成癮
- 電視和電影的持續影響

還有其他議題將在更現代化的背景下進行討論，而且會比過去的書籍更深入詳細。該方法實際上就跟以往一樣純粹、優良、適應性強且有效率，除了抽菸以外能應用在一系列癮症及問題上。無論是酒癮、糖上癮、賭博或購物欲、飛行恐懼症、冥想、網路／社交媒體成癮……甚至是「硬性藥物」，輕鬆戒菸法以簡單、有共鳴、通俗易懂的方式引導需要幫助的人。

本書沒有一個字不是由亞倫親自撰寫，或者說若他尚在人世，這些文字絕對會出自他手。出於這個原因，本書涵蓋的最新資訊、事蹟和比喻——由我發想或添加的東西，全是以亞倫的口吻清晰寫下，如實地對原文和原始方法進行補充。

我對自己能在亞倫生前與他一起合作撰寫輕鬆戒菸法的書，深入了解如何將其應用於任何潛在的癮症或議題上備感榮幸。

我們共同探索並規劃輕鬆戒菸法的未來發展。我很高興能繼續負責這個本該由亞倫本人肩負的重要使命，我虛心擔此重任，且非常認真看待這份工作。

事實上，在有幸遇見亞倫．卡爾前，我對成癮一無所知。他不僅助我擺脫很久以前就可能害死我的菸癮，還教我關於治療成癮的所有知識：癮症如何運作，我們又該如何利用輕鬆戒菸法解決成癮問題，使任何人都能輕鬆戒菸，而且在不用意志力的情況下，輕鬆、無痛地戒掉尼古丁。

這二十年來，我一直在為亞倫的書奔走宣傳，至今仍樂於將所有稱讚及讚譽歸功於這個偉大的男人身上：這一切全是亞倫·卡爾的功勞。

我從自己愉快的經歷中得知遵循這個方法有利於改變，現在就讓我將各位交給最可靠的亞倫·卡爾和他的「輕鬆戒菸法」。

約翰·迪西／亞倫·卡爾的輕鬆戒菸中心全球執行長兼資深顧問

《1000萬人都說有效的輕鬆戒菸法》共同作者

引言

我曾經有很嚴重的菸癮。吸菸者是典型的鴕鳥心態，只有當你對事實置若罔聞時，才會持續明知對身體有害且貶低自我價值的行為；也因此，尼古丁成癮是一個孤獨的旅程。諷刺的是，抽菸本是一種社交行為，有菸癮的人卻感覺自己是在孤軍奮戰。

但現在我可以告訴你：你不孤單。

在你閱讀本書時，成千上萬的吸菸者也同樣在試圖找到治療菸癮的方法。現在你已踏出關鍵的第一步，接受自己想戒菸/電子煙或解決其他尼古丁產品的成癮問題，也承認抽菸和使用尼古丁產品會造成不適。你可能還不了解確切的問題是什麼，但你知道問題的嚴重性，也想找出解決方法。無論你是偶然得知輕鬆戒菸法，或是經由朋友、同事推薦，抑或是名人的自發宣傳，請放心，你將受到妥善的照顧，而無論你現在是否相信，自由就在前方。

有的人終其一生都在戒菸，但都徒勞無功；有的人一下就達成目的。如果你以為這是因為他們的菸癮程度不同，最好再想一想。吸菸者通常會落入同樣的陷阱，我在發現這個讓我一勞永逸的戒菸辦法前，也是屢次嘗試戒菸未果。

是什麼改變了？改變的是我對問題的理解。以前我就跟大多數吸菸者一樣，相信香菸能帶來愉悅或精神寄託。即使我覺得抽菸毫無樂趣，令人難受，還是對此深信不疑。我沒有發現自己被騙了，而是輕易落入人類和大自然共同設計最巧妙險惡的圈套中。洗腦與成癮的結合使我相信抽菸能帶來好處或愉悅感。

一旦我看穿假象，抽菸的欲望也就消失了，讓我能幫助其他尼古丁成癮者輕鬆、立即且無痛地戒菸，不需要意志力或替代品，也不必忍受任何令人不適的戒斷症狀。在你通往自由的初始階段，我會探討你對抽菸的理解及其原因。

該階段結束後，你將了解到自己抽菸的原因，為何至今仍戒不了菸，抽菸又是如何歪曲並擾亂你的行為，以及你該採取哪些行動成功奔向自由。

只要按照本書的指示去做。

直到讀完這本書，你都沒必要停止抽菸、電子煙或停止使用任何其他尼古丁產品，也不需要改變吸菸模式。事實上，一如往常保持抽菸或電子煙的習慣是很重要的一環。如果暫時還能抽菸讓你感到高興，或一想到看完書就要戒菸，便覺得緊張、焦慮或難受，這個請不用擔心，你可以繼續抽。

相信這本書能回答你每一個疑問，解決你所有的疑慮；相信它能帶領你戒菸，過上快樂的新生活。這個方法有百利而無一弊。

此時此刻，你尚未戒菸，所以如果你想抽菸，請自便。重要的是不要讓自己有被剝奪的感覺。稍後我會解釋原因。同樣地，如果你已經有超過一天沒抽菸，但仍沉迷於電子煙、尼古丁口嚼錠或任何其他尼古丁產品，像以前一樣持續使用就可以了，不要試圖減量或控制用量。

倘若你在前段時間就已停止攝取尼古丁，也不必重拾過往習慣，請忽略上述繼續抽菸的建議，而當你看完整本書時，就可確認自己已經戒掉尼古丁，完全不需要再抽最後一根菸、電子煙或嚼口嚼錠等。

眼下你只需要知道輕鬆戒菸法不會帶來痛苦，不用意志力；只要按照書中指示，就會發現擺脫尼古丁成癮有多麼輕鬆，更重要的是能永久戒菸。

準備好了，我們就開始吧。

Chapter 1

我們為什麼要抽菸？

當你問一個人為什麼要抽菸時，總會得到各式各樣的理由，很少有人說實話，所以我們首先要確保你知道自己抽菸或攝取尼古丁的真正原因。

尼古丁介紹

當我們抽菸時，會攝入一種名為尼古丁的藥物，藥物一詞可用毒品替換。讓我們揭開其神秘面紗，一探究竟。

純尼古丁是一種無色的油質化合物，即使極小的劑量也對人體有致命的危害，是人類所知效用最快的成癮藥物，更勝過海洛因。每抽一口菸，就能在短短七秒內，把一劑尼古丁通過肺部輸送到大腦，比直接把一劑海洛因注射到血管中還快。

如果你一根菸抽二十口，就等同於每根菸攝入二十劑的尼古丁……就好比用機槍將尼古丁「打進」體內。

尼古丁會快速進入人體系統，但排出也很快。抽完一根菸後，人體內的尼古丁含量就會迅速下降，藥物開始排出體外。此時檢測血液裡留下的藥物含量，會發現三十分鐘後下降一半、一個小時後降至約四分之一。這也是為什麼通常一包菸有二十根，而大多數吸菸者都是平均一天一包菸。一小時後，戒斷症狀會觸發抽另一根菸的欲望。如果你像我一樣通常一天抽三到四包菸，別擔心，這不代表你的菸癮較重，也不會更難戒菸。

尼古丁離開人體的速度極為迅速。抽完菸後八個小時，將有97％的尼古丁排出體外，然後在三天內，體內的尼古丁含量將全數排出。

戒斷症狀知多少？

大多數吸菸者把戒斷症狀一詞與他們戒菸時感受到的「痛苦和渴望」連結在一起。

事實上，戒斷產生的身體症狀十分輕微，幾乎察覺不到。

請別誤解我的意思。先前你戒菸所承受令人不適的身體症狀是真的，只不過不是由尼古丁戒斷引起，而是心理導致的身體反應——也就是「想抽菸，卻不能抽菸」的心情。稍後我會進一步解釋，但原則上，如果你能接受這個事實，就朝擺脫菸癮邁出了一大步。如果你無法確定自己是否能接受這個原則，不要驚慌，容我為你詳細說明。

身體的不適感是真的，但這只是心理因素作祟——想抽菸，卻不能抽菸。

試想看看，一個孩子最心愛的玩具被拿走所引起的身體症狀既真實又明顯——臉色脹紅、瞪大眼睛、生氣、暴怒、焦慮、緊張和不安全感。聽起來是否很熟悉？上述形容不就跟你過去戒菸失敗的感受相吻合？但孩子並非因為戒菸導致的身體戒斷症狀所苦，他經歷了一連串心理過程觸發的生理反應：「我想要玩具！你不給我玩具！呃啊啊啊！」

當你試圖擺脫尼古丁成癮時，正是這種「想抽菸或電子煙」的念頭，而非尼古丁導致的身體戒斷反應，產生真正令人不適的症狀。

「我想抽菸！我不能抽菸！呃啊啊啊！」這一連串心理過程的反應是緊張、焦慮、煩燥和憤怒，被你當成身體的戒斷症狀。你「想抽菸」的唯一原因是你相信抽菸會帶來正面的影響。因此，假如我能說明抽菸或使用任何尼古丁產品，對你毫無益處，並還原當初你上當的情形，那你就不會想抽菸了吧？所以讓我們更進一步，如果你不想抽菸，就不會有「我想抽菸！我不能抽菸！呃啊啊啊！」的感受。

這部分需要吸收的內容很多，尤其在戒菸的初期階段，但請把「戒斷症狀知多少？」一分節重讀一遍，回顧重點。我不期待各位完全同意我在這個階段說的話，只希望你們能考慮一下上述理論的可能性。

無須意志力

吸菸者在嘗試戒菸時，所經歷的任何不適主要源自心理因素，為了自己求而不得的東西苦苦掙扎，努力對抗再來根菸的誘惑。

不覺得上述狀況跟你平時碰見的已戒菸者很像嗎？那些已有好幾個月，甚至數年沒抽菸，卻仍感到焦躁不安的人。他們體內沒有任何尼古丁含量殘留，所以根本不會出現生理性戒斷反應，戒菸後卻依舊鬱鬱寡歡。造成他們身體不適的原因正是這股「鬱悶的情緒」，而非尼古丁戒斷症狀。但你將不會經歷過去那種不適感。輕鬆戒菸法不會產生心理掙扎，因此不需要依靠意志力。

尼古丁導致的身體戒斷反應十分輕微，大部分吸菸者甚至不會察覺他們每天抽菸都在受苦。多數人從未意識到這些症狀的存在，其表現為一種溫和、空虛、輕微的不安全感，跟被大腦解讀為「缺少某些東西」的飢餓感不同。

尼古丁是種極易上癮的藥物，只需一根菸即可；但幸好也很容易「戒除」，只需幾天，尼古丁便會完全排出體外。那麼，為什麼吸菸者覺得戒菸很難呢？而且為什麼已有好幾個月甚至是數年不抽菸的人，仍然渴望香菸呢？

菸癮是1%的生理和99%的心理因素！

有鑑於這個事實，你看出來使用尼古丁產品來戒掉菸癮有多沒意義了嗎？電子煙、尼古丁貼片和口嚼錠、尼古丁口腔吸入劑和口含片只試圖解決1%的問題，留下那99%的問題讓你自行面對，也就是心理影響，難怪你過去戒菸會失敗。只要處理好心理方面的問題，剩下那1%的生理成癮很容易就能消除。

我剛開始幫助吸菸者逃離菸癮陷阱時，他們實在難以理解自己上癮的事實。現在是個更加開明的時代，絕大多數吸菸者普遍能接受他們抽菸上癮的觀念。

然而，問題是他們相信對某事物上癮的條件在於你要很享受，能從中獲得樂趣或得到好處。當你讀完本書後，你將對菸癮有了清楚的認識。相信我，這絕對跟「喜歡」抽菸、「享受」抽菸，抑或是從抽菸中得到「樂趣」或「好處」無關。

如果你在不知道自己有菸癮，或不願承認這一點的情況下開始讀這本書，請不用擔心，只要繼續閱讀，邊看邊吸收證據並做出結論。這麼做不會有壞處，你也不用在不樂意的情況下，勉強自己抽最後一根菸、電子煙或使用其他尼古丁產品。

對某些有菸癮的人來說，要承認自己抽菸上癮很難。香菸這種藥物相較於海洛因更能被社會接受，大多數吸菸者寧可將抽菸視為他們養成的一種戒不掉的「習慣」，也不願承認自己藥物成癮。但接受這個事實恰恰是擺脫菸癮的關鍵。否認上癮會導致他們誤解自己抽菸的原因及其造成的影響，而正是這些誤解使吸菸者落入陷阱當中。

只有認清自己染上菸癮，才能開始戒菸的過程。

尼古丁這種成癮藥物的運作方式很聰明。在點燃香菸的七秒內，吸菸者的大腦會吸收全新劑量的尼古丁，來自前一根菸戒斷症狀的不安感就會消退。上述過程造成吸菸者自然而然會有抽菸帶來滿足、放鬆和感到自信的印象。

請各位稍微思考一下：在你的抽菸生涯中，每當點起一根菸時，都會有比先前暢快的感覺，但每一次，都是由於這根菸會帶走前一根菸造成的不適。這份不適感是來自於尼古丁的戒斷所致，它極為輕微、溫和的感覺，輕微到你在抽菸時幾乎不會察覺。

事實上，如果你曾在準備點菸時，留意香菸本身和自己的感受（很少有人這麼做），你會發現，在你從菸盒裡抽出香菸叼在嘴裡的當下，不安的感覺便消失了，整個過程不到七秒。你甚至不用點燃香菸，不必透過藥物減輕戒斷症狀；你只要知道就快可以抽菸了，這表示菸癮不僅是生理狀態，主要顯現於心理因素。

我們要糾正你的觀念，確保你已充分準備接受擺脫抽菸和菸癮的改變。

剛開始抽菸時，我們並未意識到戒斷和緩解的過程，因為造成的痛苦十分輕微，不會去注意。等到抽菸成為日常生活的一部分後，反而會認為是因為享受抽菸，或養成抽菸的「習慣」，我們從未有過上癮的想法。但當你了解菸癮運作的原理後，就很容易接受尼古丁成癮的事實，菸癮的成因並非來自真正的愉悅或舒緩——不過是個騙局罷了。

試想某個被你視為朋友的人暗地從你的銀行戶頭偷了一百英鎊，然後他給你十英鎊讓你買任何想要的東西。這個朋友此舉可謂是大發慈悲，既慷慨又善良。但事實真的是如此嗎？

這十英鎊是真的嗎？當然是真的，你怎麼可能不認為給你十英鎊的人既慷慨又善良？只有當你知道事情的全部經過，發現這十英鎊實際上是自己的錢，不僅如此，那名竊賊還把另外九十英鎊佔為己有；被當作「禮物」的十英鎊，以及你所謂的朋友，不過是個冒牌貨、大騙子，敲你竹槓。

如果你在想：「至少他把十英鎊還給我了，他本來可以全拿走的。」記住，這個小偷的行為已行之有年，根本不值得你感激。

小怪獸

尼古丁隨著第一根菸進入身體系統，當你把菸熄滅時，第一次經歷尼古丁導致的身體戒斷反應，彷彿在你體內創造了一隻尼古丁小怪獸，像是以尼古丁為食的絛蟲。

隨著尼古丁排出體外，尼古丁小怪獸會表達它的不滿，使你產生一種和緩的空虛和不安全感，微弱到幾乎無法察覺。當你點起下一根菸時，這種和緩的空虛和不安全感就會消失（你有效地餵飽了小怪獸），身體變得比先前舒暢——你的抽菸生涯就此展開。不管你認為繼續抽菸的理由是什麼，歸根究柢都只有一個原因：餵飽那隻小怪獸。

如果鄰居家的防盜警報器響一整天，你會有什麼感覺？而當你設法屏蔽警報聲，好讓你可以繼續做其他事情時，突然間警報聲戛然而止，你頓時感到鬆一口氣。那種平靜彷彿是天堂，但你卻只享受不再煩躁的感覺。上述情況就跟點燃香菸餵食小怪獸一樣，你只想擺脫尼古丁戒斷反應帶來的煩躁感而不是真正的平靜，這個感覺會讓你感到空虛、沒有安全感，難以捉摸並且會有輕微的不適。

不抽菸的人不會有這種感覺，正如你還不會抽菸的時候。那為什麼要抽菸？

——為了找回不抽菸的感覺。

許多人會氣急敗壞地爭辯抽菸令他們感到愉悅，但你唯一能期待從抽菸中獲得的愉悅是緩解小怪獸帶來的焦躁，恢復上癮前的冷靜自持。事實上，你永遠無法靠抽菸回復到不抽菸時冷靜自持的狀態。

——唯一的辦法就是不要抽菸。

好消息是小怪獸實際上很弱，很容易殺死；但小怪獸的存在是為了喚醒大怪獸——在你點燃香菸感覺身心舒暢後所引發的心理過程。當你每天抽菸，日復一日吞雲吐霧，你的大腦會被混淆，相信抽菸能帶來愉悅或精神上的支持。這就像是被從你的銀行戶頭偷了一百英鎊，又施捨你十英鎊的騙子一樣。

在開始抽菸前，身體處於完善的狀態。然後你迫使尼古丁進入體內，而隨著藥物排出，你的身體會產生些微焦躁的戒斷症狀；這不是生理上的痛苦，事實上，該症狀十分輕微，你大概毫無知覺。但你為了緩解焦躁感，又點了另一根菸。久而久之，你的大腦無法判定這些感受或造成的反應，只覺得想再來根菸。當你抽菸時，這股空虛便消失無蹤。當然，你並沒有真的意識到感覺消失了，只是覺得比先前好受，感到更有自信也更滿足。老實說，這不過是你過去不抽菸時的感受，無非是緩解第一根菸引發的焦躁感。

這個過程會一直持續下去，每抽一根菸都會產生抽下一根菸的欲望。這個惡性循環會綑綁你一輩子——除非你打破這個循環。

練習：仔細注意

吸菸者說他們享受抽菸，堅持自己喜歡香菸的味道、氣味和把菸拿在手中的感覺。事實上，大部分的人在抽菸時根本不曾注意香菸的味道、氣味、觸感或任何其他方面的感受。

下次當你抽菸或電子煙時，集中精神去感受整個過程。專注於菸盒或電子菸具上——外觀看起來如何？香菸放在裡頭看起來是什麼樣子？當你把香菸抽出菸盒時，覺得其外觀和觸感如何？你有什麼感覺？把香菸放在鼻子下方，注意一下聞菸草時的感受。你的心跳有何變化？

在你進行每天的例行公事——把香菸叼在嘴裡，點火，吸入第一口菸，呼出來，任由煙霧瀰漫眼前時，持續維持這種程度的注意力。香菸燃燒時是什麼氣味？抽起來味道如何？你的舌頭有什麼感覺？喉嚨呢？肺呢？香菸夾在指間的樣子如何？香菸燒完時，你把菸捻熄在煙灰缸後看起來怎樣？嘴裡殘留的煙味是什麼味道？你內心有什麼感受？

我不是要藉由這個練習讓各位達到戒菸的目的，重點不在這裡。重要的是在談到你個人的抽菸經驗時，讓你對真相有一個清晰的認知。目前你對抽菸的認識籠罩在洗腦的迷霧中，正如所有吸菸者一樣，你認為香菸肯定有其美妙之處，讓人欲罷不能。

毋庸置疑，你不停地抽菸就是為了餵食小怪獸。

請注意以下提示：如果你抽菸，請按照上述的方法去做，在繼續下一階段前完成這個練習。同樣地，如果你抽電子煙、使用香菸沾粉，或任何尼古丁產品或器具，請比照辦理調整練習方式。到時候你才能準備進行下一階段。不要因為練習得到的任何結論感到沮喪——無論你的感覺如何都無所謂。順道一提，如果你已經有好幾天沒抽菸了，就不需要進行這個練習，稍後我會另行指導。

合乎邏輯的結論

如果抽菸只是一種成癮行為，那你就不是為了獲得愉悅或精神支柱而抽菸，也不是因為要集中注意力或提升自信。海洛因成癮的人注射海洛因難道是為了提升專注力？當然不是。不難看出吸食海洛因的人持續吸毒，是因為毒癮發作讓他們很痛苦。抽菸的情況就跟吸毒差不多，當心不要落入好萊塢將毒品視為帶來美妙快感的陷阱。很多時候，第一次吸食海洛因的人不會感覺很棒或覺得嗨，事實上情況恰恰相反。

因此，把同樣的道理套在抽菸上也很簡單。你抽菸是為了獲得尼古丁，想要尼古丁只因為上癮——你體內的小怪獸讓你沒有它便感到焦躁和空虛。

如果尼古丁成癮是人們抽菸、電子煙或使用香菸沾粉的唯一理由，那不管是誰都一樣。吸菸者和非吸菸者在基因上沒有不同，不同類型的吸菸者之間也毫無差異。抽菸僅僅是任何人嘗試點一根菸就會落入的陷阱，因為一旦你的身體攝入尼古丁，你就需要抽第二根菸餵飽小怪獸，自此開始一生在尼古丁陷阱裡掙扎的旅程。

好消息是如果你抽菸是因為對尼古丁上癮，那麼要戒菸只需要戒掉菸癮。你不用「放棄」任何事，無須犧牲，也沒有剝奪；你不需要耗盡意志力抵抗抽菸的誘惑，因為誘惑根本不存在。

戒不了菸也跟性格無關。菸癮是你逐漸步入陷阱的結果，但你會很開心得知這很容易逆轉。

打破枷鎖重獲自由。

真正的秘訣不只讓戒菸變得簡單，還要永遠戒除菸癮的重點（戒菸也要快樂地戒），在於真正理解為什麼你認為使用這個藥物會帶來巨大的快感、享受和精神上的支持。前面已經介紹過成癮的原理及過程，也就是小怪獸；稍後我們將探討洗腦術：大怪獸。我們所經歷的折磨與苦難全來自大怪獸，還有過去嘗試戒菸感覺到的被剝奪感。

洗腦術

儘管輕鬆戒菸法大獲成功，菸癮問題仍是全世界的頭號殺手。與我們對抗的是一台威力強大的機器，持續洗腦人們，使其相信抽菸能帶來愉悅和精神上的支持。

我指的不只是菸草業，電視和電影一直在將抽菸描繪成很酷、溫文儒雅且有性格的東西。每個出現在公眾視野的名人抽菸都會造成大量易受影響的粉絲嘗試抽菸。面對如此大力的宣傳，吸菸者怎麼能看清楚簡單的真相呢？

——不是你選擇抽菸。

想想看，但凡你有任何機會選擇是否抽菸，你都不會讀這本書。你抽菸是因為落入了陷阱，而且曾經戒菸失敗。這次情況有所不同。看不見也無法理解這個簡單事實的人很難戒菸。為什麼？因為他們用錯了方法，只要按照正確的方法，戒菸絕非難事。首先從了解自己為什麼抽菸開始。

Chapter 2 尼古丁陷阱

我們已經確定抽菸的真正原因——因為你掉進名為尼古丁成癮的陷阱。現在我們必須研究一下陷阱本身，學習它運作的方式，並找到逃脫方法。

豬籠草原理

越是巧妙的陷阱，就越能抓到毫無防備的受害者。尼古丁陷阱十分巧妙，不僅不會讓受害者發現，甚至連被抓住後都沒有察覺。只有當他們深陷其中，並使勁掙脫時，才會明白事情的真相。

這樣的情形好比是豬籠草，一種捕食蒼蠅的肉食性自然景觀植物。豬籠草因其獨特的壺形外觀得名，這種植物的花蜜會吸引蒼蠅停在唇口外緣進食。蒼蠅不害怕豬籠草，為什麼要怕？反正牠隨時能離開。但花蜜很甜，所以沒理由飛走。當蒼蠅繼續汲取花蜜時，牠會冒險深入豬籠草內部，籠身兩側更加陡峭，因為甜甜的花蜜變得濕滑，偶爾蒼蠅會失去抓地力。牠也會想返回外頭光亮的世界，但花蜜太甜，實在難以抵抗誘惑，往往等到為時已晚才想飛離。當蒼蠅意識到這株植物不對勁時，牠已失去抓地力並掉進豬籠底部的消化液中。此時成了植物吞噬蒼蠅，而非蒼蠅吸食花蜜。

尼古丁陷阱沒有甜甜的花蜜引誘受害者，誘惑純粹是心理因素所致。我們都因為各式各樣的理由嘗試抽菸，從出生以來，我們就被洗腦，相信香菸或許能幫助我們適應環境，顯得成熟、老練或叛逆。類似的印象層出不窮。第一次抽菸的人會覺得菸的味道和氣味令人反感，但他們仍然被捲入陷阱中，因為在他們大腦深處已植入抽菸能帶來愉悅的種子。他們不確定是怎樣的愉悅感，抽那幾口菸肯定也不會給他們帶來答案，但知道很多人抽菸就足以令他們相信這麼做是值得的。

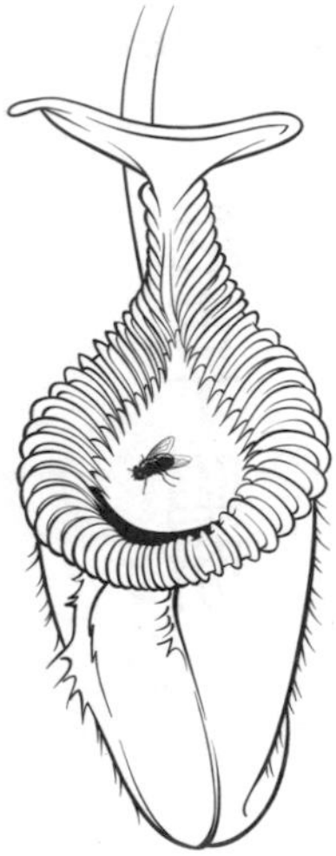

香菸令人反感的氣味和味道已足夠勸退一些

嘗試抽菸的人，使他們絕對不會上癮，但對於其他人而言，卻助長了這個陷阱的致命誘惑。他們會想：「我絕對不會上癮。」於是莽撞向前，自信滿滿地認為他們隨時可停止抽菸。像蒼蠅一樣，自信過頭了。

監獄安全

尼古丁陷阱的巧妙之處不只在誘捕受害者的方式，即使當他們意識到自己落入陷阱，拚命想掙脫時，仍會被陷阱牢牢困住，讓逃跑比困在陷阱裡更令人氣餒。

長期收監的罪犯在終於能出獄時，也會出現同樣的心理問題。有很大一部分的人出獄後並沒有擁抱自由重新新生，而是在獲釋後短時間內再犯入獄。會這樣並不是因為他們認為犯罪有利可圖並且可以將逍遙法外，而是因為他們想被抓回監獄裡，他們渴望自認為的監獄安全和保障。

監獄或許是個殘酷、封閉且悲慘的地方，但對刑期長的囚犯來說，監獄提供他們熟悉的舒適感。外面的世界令人望而生畏，充滿不確定性：我有辦法餵飽自己嗎？世界是怎麼運作的？我能應付所有變化嗎？有人想了解我嗎？就吸菸者而言，尼古丁陷阱也提供同樣的「安全」感。正是這種心理困住了你，讓你插翅難飛。你知道抽菸會致命，早已危害到你的健康和積蓄，但若為了重獲自由，過著不抽菸，忍受折磨和地獄般的生活，以及假使你真的成功戒菸，最後也會一生都有痛苦的被剝奪感，會讓你根本連試都不想試。

吸菸者並不想盡早逃離煉獄，反倒感覺自己處於進退兩難的境地。

恐懼拉鋸戰

驅使刑期長的囚犯獲釋後很快再次犯罪入獄的力量是恐懼。吸菸者因為同樣的原因對抽菸帶來的毀滅性影響視而不見。如果他們注意到關於抽菸的真相，就會停止抽菸了——而這反而讓他們更害怕。這就解釋了為什麼吸菸者終其一生都無視於各種強而有力的戒菸理由，卻在找任何站不住腳的藉口，只為「再抽一根菸」。

吸菸者不斷被他們內心的拉鋸戰撕得支離破碎。一個聲音說：「香菸讓我痛苦，花了我很多錢。它不僅髒臭又噁心，控制我的一生。」

另一個聲音說：「沒有這點愉悅和精神支柱，我要怎麼享受生活，應付壓力？戒菸不輕鬆，我有足夠的意志力嗎？我有辦法說我完全擺脫菸癮了嗎？」

在這場拉鋸戰兩端都存在同一件事：恐懼。壓倒性的恐懼使吸菸者陷入困境。一邊是恐懼如果我們持續抽菸會發生什麼事；另一邊則是如果我們戒菸了，該怎麼面對以後的生活？

輕鬆戒菸法將讓你擺脫這兩種恐懼。請放心，我不會向你宣揚抽菸的壞處，你早已清楚。宣導健康的活動雖立意良好，最大的問題在於利用恐懼來鼓勵人們戒菸。

身為吸菸者，我們對此無動於衷。當收音機或電視上出現談論抽菸造成壞處的節目時，我們只會換頻道。即使偶然想起抽菸的壞處，在這種不得已的情況下，我們第一件事會做什麼？點一根菸。吸菸者在面對任何壓力的反應都是抽菸。試圖透過告知抽菸的壞處勸說人們戒菸不只是在污辱他們的智商，而且是在浪費時間。這麼做完全適得其反，就像提油救火一樣。

只要能快樂地享受戒菸生活，身為吸菸者的恐懼就會消失。這樣的自由很美妙，你可以津津有味地期待。擺脫拉鋸戰兩端的恐懼，擔心如何適應戒菸的生活、處理壓力、設法放鬆、控制體重、享受社交和過著沒有菸抽的日子，都是本書將實現的目標。

吸菸的樂趣

在前一個練習中，我舉例絕大多數人抽菸的方式都是不假思索。只有當你開始咳嗽和喘氣，並希望自己從未嘗試抽菸時；在你把煙往不抽菸的人臉上吹，覺得尷尬和危害社會時；香菸抽完感到恐慌時；或者當你在禁菸場合，感到被剝奪的情況下，才會意識到香菸的存在。

所以抽菸有什麼樂趣？這個「樂趣」是當你抽菸時，而不是沒意識到自己在抽菸，或希望自己不曾抽菸；只有當你做不到時，才顯得彌足珍貴！然而，吸菸者卻害怕餘生都要在沒有菸抽的日子中度過。

大怪獸

尼古丁陷阱的誘惑純粹是心理層面。沒有人抽菸是因為喜歡香菸的味道，而是他們相信自己正在做有些任性、令人愉悅或對自己有益的事，正是這股信念引誘了他們。

這股信念也使他們陷入困境，吸菸者之所以受制於恐懼的拉鋸戰，是因為他們相信香菸會帶來愉悅或精神上的支持。只要消除這種信念，對於是否戒菸的爭論就會消失，抽菸「毫無意義」的本質就會顯露而出。倘若某件事做起來沒有意義，那為什麼不做還需要靠意志力呢？不需要。就像你不會把菸插進耳朵裡一樣，你也沒有抽菸的欲望。

前面我已經介紹過小怪獸，以香菸裡所含的尼古丁為養分，並在尼古丁離開體內時發出抗議。當你再次抽菸時，小怪獸感到心滿意足，如釋重負的感覺便如潮水般湧來。但隨著感覺消失，小怪獸再次出聲抗議，這就是成癮的循環。吸菸者相信抽菸能減輕壓力，有助於放鬆和集中注意力。他們並未意識到抽菸正是讓他們自始至終處在壓力、緊張和注意力不集中的罪魁禍首。

殺死小怪獸就能戒掉菸癮。

欲除掉小怪獸就是停止餵食尼古丁，如此一來，它會在幾天內死去。那正是尼古丁含量徹底排出體外所需的時間；事實上，大部分尼古丁會在二十四小時內消退，任何戒斷症狀都十分輕微，幾乎察覺不到。

那為什麼到目前為止還是很難戒菸？

數以百萬的吸菸者曾嘗試單靠意志力或搭配尼古丁貼片、口嚼錠或電子煙來戒菸，但在小怪獸死後數週、數個月甚至數年，他們仍渴望抽菸。他們耗盡意志力抑制想抽菸的欲望，但在派對上，抑或是某個壓力大的場合，比如車禍或緊急送醫，又或者跟伴侶吵架這種小事，只要一根菸，陷阱再次打開，他們便掉了進去。

老實說，如果戒菸就只是簡單的停止抽菸和等待小怪獸消亡，大家都能成功戒菸。但正如我上述提到的，還有第二個怪獸存在，存在我們內心的大怪獸，讓吸菸者在戒菸後很長一段時間仍渴望抽菸。

大怪獸是我們將抽菸看作一種樂趣或精神支柱的觀念，來自菸草業、娛樂界、和其他偶像的洗腦，甚至拒菸大使也參與其中，因為他們堅持不懈提供的意見，導致人們持續抽菸，而非幫助他們戒菸。雖然出發點是好的，但這些人對抽菸不夠了解，延續以下迷思：「抽菸是一種習慣，會帶來愉悅或精神支持」、「要不要抽菸是自己的選擇」、「人們享受抽菸」，以及最大的迷思——「戒菸很難」。

當小怪獸開始渴求尼古丁時，輕微的生理反應足以喚醒大怪獸，沒有大怪獸的影響，小怪獸的抗議很容易就能忽略，但大怪獸將那種微弱的空虛感偽裝成「我想抽菸」，讓你相信唯一緩解不適的方法就是抽菸或電子煙。

這就尼古丁陷阱的奧妙之處。每抽一根菸都會引起下一根菸的渴望，而靠抽菸或電子煙填補前一根菸產生的空虛感，會增強香菸帶來愉悅或精神支持的信念。

你的目標

現在你應該明白在我們進行助你戒掉尼古丁的下一階段前，做好心理建設有多麼重要。目前你的心裡被一個大怪獸所佔據，不斷地被灌輸該藥物是解決你所有不安和不適的辦法。你之所以會相信，是因為每次抽菸時都有放鬆的感覺，並將其視為一種愉悅感。但這股「愉悅感」只不過是緩解前一根菸造成的戒斷症狀。

抽菸或電子煙帶來唯一的樂趣，就是稍微緩解抽菸或電子煙造成的不適。

換句話說，這就像整天穿著過緊的鞋只為了在脫掉那一刻感到放鬆。那一開始為什麼要讓自己承受那種痛苦？

一旦吸菸者理解尼古丁陷阱運作的方式，他們的眼神便會閃爍精光。這一刻總算真相大白。大部分人抽了一輩子的菸甚至不曾意識到自己掉進了陷阱，他們以為抽菸是自己的選擇（雖然不明白為什麼），認為抽菸有助於放鬆（即使事實上抽菸讓他們壓力更大），或者能讓他們集中注意力（即使抽菸不斷使他們分心）。

在了解尼古丁陷阱前，吸菸者腦中充斥著矛盾，位於兩端的恐懼「我知道抽菸會害我」「戒了菸我該如何生活？」相互拉扯。解決方法很簡單：殺死大怪獸。為了達到目的，我們首先要解開導致大怪獸產生的洗腦術。

逃脫很簡單

吸菸者就像豬籠草裡的蒼蠅，但有一個關鍵差別。當蒼蠅意識到自己有危險時，已然喪失逃脫的機會。然而，吸菸者隨時可以逃脫，尼古丁陷阱的獨創性同時也是它的弱點，你隨時可以逃，因為……你是看管自己的獄卒。沒有人拿槍指著你的頭逼你抽菸，是菸癮困住了你。一旦你意識到這個簡單的事實，你就可以戰勝菸癮，隨時奔向自由。

以下是我的預測：當你看完這本書後，就會過著不抽菸的快樂生活。你將逃離尼古丁陷阱，而且會發現過程極其輕鬆。也許現在你覺得難以置信，沒關係，我不會要求你完成任何難題。事實上，我會設定幾條簡單的規則，盡可能讓你的生活變輕鬆。你只需要按照我的指示，就可以輕鬆、無痛且永久地戒菸。

第一條規則：遵循所有指令。

戒菸這種改變人生的大事刻不容緩，花幾個小時讀這本書可能讓你感到不耐。或許你已迫不及待，想立即展開行動，又或者情況正好相反——你正考慮放棄，因為目前似乎好得令人難以置信。

如果你屬於前者，請保持紀律遵守規則；不要試圖跳過章節錯過某些階段。如果你屬於後者，請記住一件事：在你讀這本書期間或之後都不會產生不良影響。要麼你會發現戒菸很簡單，要麼不，不過即使你失敗了，也不會變得比現在更糟，你真的沒什麼好失去的。所以就算只是因為好奇，甚至是想證明我錯了，只要接著讀這本書，同時繼續抽菸，並跟從指示。

我們需要確保破除所有錯誤的觀念，在你抽完最後一根菸或攝取最後的尼古丁時，大怪獸已徹底消亡。只有當你完全遵守規則，才能達到這個目的。就好像解開保險箱密碼，我可以給你所有數字，但如果你遺漏任何一碼，或沒有按正確的順序排列，就無法打開保險箱。

Chapter 3

抽菸的迷思

現在你應該了解自己抽菸的真正原因，是為了滿足抽第一根菸時創造的小怪獸，而你相信抽菸能減輕渴望的唯一理由，是住在你內心的大怪獸把小怪獸的抗議誤解為「我想抽菸」。下一步就是讓你意識到自己被洗腦了。

我們都被洗腦了

無論抽不抽菸，我們都被灌輸相信某個迷思的觀念。這個洗腦十分強烈，從我們出生那一刻起便暴露其下。它存在多種形式，來自四面八方，很少聽到有人質疑。所有洗腦的最終結果都會產生某個迷思：抽菸會帶來愉悅感或精神上的支持。這個洗腦無所不用其極，連不抽菸的人也深信不已。大多數從未抽菸或有抽菸傾向的人會相信抽菸可能有讓人放鬆或舒緩神經的成分。

你不能真的責怪他們，他們也會懷疑的這樣想：「如果抽菸毫無益處，抽菸的人就不可能冒著所有危險和弊端也要抽。」

即使是看似純粹為了享樂而抽菸的人也會洩露他們的真實感受。我說的是那些一天只抽幾根菸的人，這代表他們能控制自己的欲望，選擇抽菸的地點及時間，不像老菸槍會一根接一根地抽。但那些偶爾抽菸的人也掉進同樣的陷阱。他們樂於自誇可以好幾天不抽菸，如果他們認為抽菸是一種真正的樂趣或精神支柱，那為什麼要這麼做呢？

很多人喜歡運動，你絕不會聽到他們吹噓自己可以多久不運動。如果可以，他們會不斷鍛鍊身體，因為他們喜歡運動，而且運動使他們感到快樂。對這些人來說，運動是一種真正的樂趣。吸菸者一直抵抗想抽菸的衝動，這算哪門子的樂趣？

只要你持續把抽菸視為一種樂趣或精神支柱，就會一直覺得戒菸很難。一旦你發現抽菸會帶來愉悅或精神支持的感覺都是由洗腦和菸癮產生的錯誤認知，就會覺得戒菸既輕鬆又愉快。

享受的錯覺

我們都知道抽菸的危害，從小被洗腦抽菸有很多健康風險，但這個負面宣傳並未澆熄嘗試抽菸的衝動，反而增添了神秘感。危險元素、禁忌和叛逆……都是吸引我們初嚐香菸的原因，與香菸實際的味道或氣味無關。

然而倘若問起年輕人為什麼抽菸，他們會回答因為享受。這很奇怪，因為他們會咳嗽、吐唾沫，看起來不像享受的樣子，而且如果不小心把煙吸進肺裡，還要盡量不乾嘔。幾週後再問相同的問題，到那時，他們已像老菸槍般吞雲吐霧，就會回答是因為喜歡菸味。這次他們沒有撒謊，他們真的相信自己喜歡上這個味道，但事實上，他們只是習慣了菸臭味及其對肺部的刺激。

再過幾週，相同問題的答案會變成抽菸有助於放鬆、集中注意力並給予他們信心。在很短的時間內，他們對抽菸的看法便從味道令人反感變成讓人喜愛，並且能有效提升他們能力的東西。抽菸的迷思在他們腦中根深蒂固，使他們引以為傲。

但情況不會一直這樣下去。幾年後再問他們一遍，回答可能會更趨於防備，表示這只是他們養成的習慣。這個答案暴露了他們的羞愧和無助感，他們知道抽菸毫無益處，沒什麼值得驕傲的。香菸已然成為他們經濟上主要的花費，他們開始意識到抽菸對健康和人際關係的影響，同時發現自己戒不了菸。每當他們靠意志力逼迫自己戒菸時，都會感覺被剝奪和痛苦，然後重拾香菸。

如果蒼蠅在爬進豬籠草時發現那是陷阱，牠就會飛走。現在你也有停手的機會，好好把握！

抽菸的藉口可能會變，但真正的原因永遠改變不了。儘管你已經來到明顯知道抽菸不會帶來愉悅或精神支持的階段，還是會繼續抽菸。若你試圖擺脫第一根菸導致的空虛和不安全感，抽菸無法擺脫那個感覺，更恰恰相反，每一根菸或每口尼古丁都會重新燃起渴望，讓你餘生都沉浸在這種感覺中。

唯一能擺脫這種渴望的方法就是停止餵食小怪獸。小怪獸很快就會消亡，身體的不適也會消失。欲殺死小怪獸有兩種方法：費力的方式和輕鬆戒菸法。只要殺死大怪獸，戒菸一點也不難。

生存工具包

回想一下你第一次抽菸的情況。你的所有直覺都告訴你不要抽，但內心某個想法叫你堅持下去。如果你聽從自己的直覺，現在就不會陷入困境。

人體是一台不可思議的機器，擁有超凡的恢復力。即使濫用尼古丁、酒精和糖等等各種藥物毒害我們的身體，身體仍持續運作。每當我們決定停止虐待身體的行為，過著健康的生活時，身體就會以驚人的速度恢復，不僅變得更健康，心理也會對生活方式做出反應。吃健康的食物，做運動鍛鍊身體，都會讓身心靈感覺更好；反之亦然：虐待自己的身體，心理健康也會受到影響。

你天生就具備一個厲害的生存工具包，由許多反應能力組成，像是恐懼、疼痛和疲勞，全有助於人們維持生命力。諷刺的是，我們傾向將這些能力視為弱點，但如果沒有這些能力，我們根本活不久。譬如，我們傾向把恐懼當作懦弱，但如果不會感到害怕，我們就會盲目走入致命的危險當中，包括火、高度和水。恐懼是一種本能，為的是幫助我們避開危險。當受到威脅時，恐懼會使我們進入生存模式：戰鬥、逃跑或凍結。沒有恐懼，人類的祖先就無法生存下來。

吸菸者時常抱怨他們容易精神緊張，所以需要靠抽菸鎮定心神。除了抽菸只會讓精神更緊繃外，他們還忽略了一個事實，緊張也屬於生存工具包的一部分。如果每次關門都會讓你嚇一跳，就跟樹上鳥兒聽見槍響飛走一樣，是一種本能反應。戒菸後，你會發現自己的焦慮減輕了。

疲勞和疼痛是我們試圖用咖啡因和止痛藥來對抗的另一種本能，但我們忽視該警告信號帶來的危險。疲勞是你的身體告訴你需要休息的方式，疼痛則是身體向你反映受到攻擊，你必須解決病因，而不是一直用藥物抑制症狀。

正如現代醫學那樣，只解決症狀而非原因，不僅會讓病因繼續存在，也代表疼痛會越來越嚴重。與此同時，我們對藥物產生耐受性，這表示我們需要越來越重的劑量才能獲得相同的效果。任何藥物，包括尼古丁，都會產生這種惡性循環。

你的感官正是組成生存工具包最重要的部分。當你抽第一根菸時，你的味覺和嗅覺會尖叫著要你停下來。一旦感知到病毒，你收到的強烈反感就是來自它們的信號，為的是告訴你：「不要碰！」

我們跟整個動物界都擁有相同的工具包，但當其他動物都聽從警告時，我們卻選擇忽略，你覺得是為什麼？

誰在發號施令？

將人類和其他動物區分開來的因素是智慧，這是另一個很棒的工具。人類的智慧使我們做出判斷，不只基於此時此刻發生的事，還結合過去的經驗，甚至於他人的經驗。它還有助於我們運用想像力把自己的經驗投射在假設的情形，以預測未來的結果。

多虧這個驚人的工具，我們創造出擁有超凡建築、藝術、文學、音樂、哲學、運動和科學的複雜文明。我們不再需要為了食物捕獵、收集燃料取暖或擊退掠食者。我們已經能與後代分享自身的智慧，確保技術和思想不斷進步。但人類的智慧也讓我們捲入災難中。戰爭、武器、毒品、奴隸制、偏見和謀殺都是人類發展智慧後的產物。但這並未減輕我們對擁有智慧的自豪，也沒有削弱我們對人類理智力量的信念。因此當智慧與本能產生衝突時，我們會聽從智慧的指令。

問題源自我們出生那一刻，初來到這個世界的震驚讓我們緊緊依附著母親尋求安全感。到了孩提時代，我們的父母用童話故事和其他虛構情節安慰我們，像是牙仙、復活節兔子和聖誕老人……然後得知這些奇幻世界不存在的那一天終於到來。隨著時間推移，對父母的看法也產生改變。我們開始明白，他們並不是像我們以為的那樣有著銅牆鐵壁，他們容易犯錯，跟我們一樣擁有弱點和恐懼。

夢想破滅導致空虛和不安全感出現，我們本能地想填補這個空缺。於是開始讓其他人進入我們的生活，伴隨而來的是其他影響。我們崇尚看起來值得嚮往的對象：流行明星、電影明星、運動明星、電視名人和模特兒。這些人成為我們的偶像，我們會模仿他們的行為，希望變得更像他們——或說是我們心目中的樣子。如果他們染了頭髮，我們也會染；他們去俱樂部，我們也跟著去；他們喝酒，我們也會喝；當然抽菸也不例外。

我們並未靠自己的力量成為一個完整、強大、安全和獨特的個體，反倒變成易受影響的粉絲，大方擁抱那些暗示。但我們不希望表現出不安全感；而是希望看起來自信、沉著、有自制力和成熟，所以開始模仿其他明顯有自信的人。我們覺得他們喝酒和抽菸時看起來很酷，而且我們知道喝酒和抽菸是「成年人」的活動，因為法律是這樣規定的，我們也一直被灌輸這樣的觀念。所以把抽菸看作通往成年的捷徑。至今為止被告知的一切，包括警告，都讓我們確信抽菸是一個成年禮。

渴望安全是一種本能，抽菸會帶來安全感的信念是一種智慧的展現，這是經由長期洗腦灌輸我們腦中的迷思。我們身為人類，交流和吸收信息的驚人能力，與接收錯誤信息的能力相應。

當你剛開始抽菸時，你的本能會竭盡全力阻止。你的味覺和嗅覺會發出悲鳴：「**那是毒藥！不要碰！**」如果你堅持己見，就會激發其他反應。當身體試圖排出毒素時，你會咳嗽和吐唾沫。倘若你不顧一切繼續下去，另一個複雜的過程開始起作用。你的身體會建立對該藥物的耐受性，讓你的感官不再對其味道和氣味反應激烈。吸菸者相信後天養成的習慣實際上是味覺的後天缺乏，因為你打亂自己天生的警告系統。

你讓自己受這種創傷影響是因為你相信代價是值得的，被洗腦相信抽菸會讓你得到無比自信。當你覺得自己養成習慣後，早已徹底上癮，成癮的循環讓你越陷越深，等待你的將是悲慘的抽菸生活。

區分本能和智慧

如果你相信自己的本能勝於智慧，就絕對不會抽菸。像許多人一樣，你不相信自己的本能，但真相永遠不嫌晚。

正如我先前指出的，大部分人抽菸都沒有把注意力放在香菸本身。你可能會說這是一種本能的放鬆，但這不是作為生存工具包一部分所設計的自然本能，而是由洗腦產生的反射動作。如果我們很常做某件事，大腦就會重新連結。

那我們該怎麼區分天生的生存本能和洗腦後的重塑反應呢？其實道理就跟區分事實和錯覺沒兩樣。洗腦讓你的大腦相信抽菸會帶來愉悅或精神上的支持。成癮的循環——藉由每根菸稍微緩解前一根菸導致的戒斷反應——說服你抽菸的確讓你獲得一些愉悅或安慰。記住，這種愉悅感就跟脫掉過緊的鞋差不多。

但你可能會問，只要自己覺得能從抽菸中獲得愉悅，那不管是事實還是錯覺又有什麼差別？假如你揭穿小偷從你的戶頭偷走一百英鎊，並給你十英鎊的詭計後，你還會感激他嗎？當然不可能嘛。這一點非常重要，因為抽菸帶來的是截然不同的東西。

抽菸讓所有人變得悲慘，但你只有戒菸後才會意識到自己有多悲慘。

如果這種錯覺真的讓你感到快樂，你可能會爭辯所有花費和健康風險都是值得的；其實不然。抽菸使你易怒、自卑和驚恐。你抽得越多，感覺就越糟糕。

當你滿足飢餓或口渴之類的生理本能時，會產生真正的快樂以及恆久的滿足與幸福感。抽菸卻只會帶來短暫且稍微的放鬆，很快又會被不安和空虛感取代。**你用來緩解不適的東西正是造成空虛感的元兇**。但由於你對該迷思深信不疑，仍然繼續抽菸。消除這種虛假的空虛感唯一的方法就是戒菸。

解開洗腦，讓你得以區分真正的本能和被洗腦捏造的智慧產物其實很簡單。只要把思考方式往對的方向引導，用正確的反應覆蓋錯誤的觀念。

記住，抽菸對你毫無益處。

練習：眼見為實

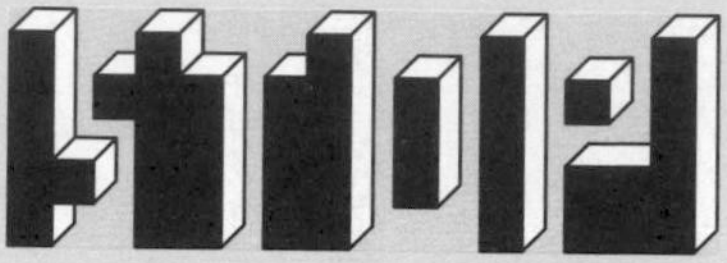

這個練習很簡單，可示範透過正確應用智慧重新連結大腦有多麼容易。

請看一下上面的圖像，放鬆心靈，看看能否發現什麼端倪。

乍看之下，彷彿一堆亂七八糟、隨機組成的黑色圖案，現在把書慢慢地從眼前拉開，試著聚焦在黑色圖形間的灰色空間。看到了嗎？如果還是看不到，請稍微瞇起眼睛。

你應該會看到英語的「停」（STOP）這個單字。現在把書移回眼前，你仍舊能看見這個字，清楚明瞭，對不對？那為什麼看第一眼時並不明顯？

人類的智慧已經習得一本書的相關內容是白底黑字，所以你本能地會先尋找黑色形體的組成。只要重塑你的智慧，尋找灰色形體，而非黑色，你很快就能解讀訊息。

更重要的是，一旦你看到「停」（STOP）這個文字，當你再度看向上述圖案時，就不可能視而不見。你的大腦已經知道上述圖案形成的文字，就無法欺騙大腦它不存在。同樣的情況發生在你打破抽菸的迷思後，意識到事情的真相——抽菸對你毫無益處。一旦你看到了真相，就再也不能欺騙自己的大腦。

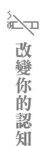

改變你的認知

為了幫助你看穿假象，我們要借助非吸菸者的眼光來看待你的菸癮，可以用自己對吸食海洛因的看法來了解這個概念。除了少部分人抽菸的同時也吸海洛因外，吸菸者很清楚海洛因對他們毫無幫助，他們既不需要也沒有吸毒的欲望，因此不必一直說服自己。

那麼，你覺得為什麼吸毒成癮的人會有強烈想注射海洛因的欲望？你羨慕他們嗎？或者你慶幸自己不像他們一樣受如此折磨？如果你能幫助他們，你不會勸說他們戒毒嗎？為什麼你會覺得他們不能像你一樣看見自己的困境？難道他們的觀點被毒品扭曲了？

現在試想看看：非吸菸者以同樣的眼光看待你目前的困境，顯然對他們來說抽菸毫無樂趣，而且會讓人變得比以往更沒安全感、焦躁和分心。他們的感知並未受到任何藥物扭曲，就像你剛才看見「停」（STOP）這個字一樣，他們可以清楚地看見事實。

如果你仍堅持相信抽菸會帶來愉悅或精神支持的迷思，是時候改變你的認知了。你早該從新角度看待自己的菸癮；然而，僅僅是了解目前為止我告訴你的思維模式還不夠。

你必須接受它。

這代表質疑一切你所知關於抽菸的事實，包括我告訴你的，仔細觀察直到看清楚事實真相，就像方才的「STOP」圖像練習一樣，進而帶出第二個指令。

第二條規則：敞開心胸。

或許你覺得自己是一個心胸開闊的人，但我們的大腦很容易受騙，相信一些虛假的事實。一旦我們相信某事，就傾向對任何矛盾的事物封閉思想。尼古丁陷阱依賴人類智慧的這個要素生存，只有當你敞開心胸質疑自己的信念，才能從虛構中確定真相。

練習：經典錯覺

只要不落入陷阱，錯覺可以很好玩。看一看下面三個人，猜猜誰的身材最壯——A、B或C。

接著拿一把尺量看看每個人的身形，是不是覺得很驚訝？

你現在看到的是一個著名的視錯覺圖。每個圖像似乎比例不同，但實際上是相同的圖形。如果我沒讓你拿尺測量，你可能會持續猜三個圖的尺寸不同。

我們的大腦容易被錯覺欺騙，但錯覺也很容易識破。只要你願意質疑你自以為了解的東西。

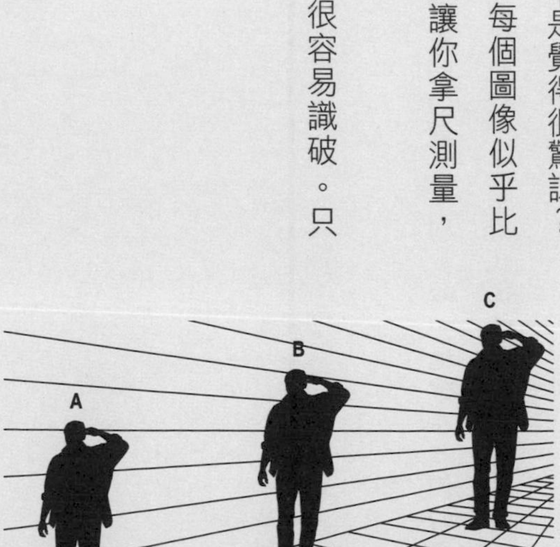

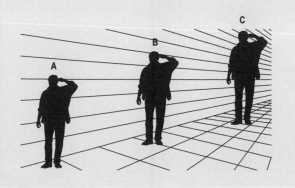

Chapter 4
邁向自由的第一步

你可能會納悶，該怎麼靠一本書打破長期被洗腦的觀念。別擔心，通常在我們的現場研討會待約五小時就能成功。正如沒有堅固地基的建築般，洗腦術就像紙牌屋一樣脆弱，會在一瞬間崩塌。只要搖一搖就行了。

不再週而復始

欲消除抽菸的欲望只需要改變心態，以下是一組簡單的任務。

1找出你目前心態的問題，2將其從你的思維方式中剔除，3讓邏輯和理智打消灌

輸腦中的觀念。

邏輯和理智是你持有的炸藥，當你把這兩個工具用於解釋抽菸的理由時，整個論點將分崩離析，你對抽菸不再有揮之不去的欲望。吸菸者的問題在於他們沒有邏輯和理智，因為菸癮扭曲了他們對現實的感知。

這個方法會教你如何應用邏輯和理智，就那麼簡單。輕鬆戒菸法旨在告訴你如何點燃保險絲，使洗腦術粉碎坍塌。

我們的目標是幫助你永久戒菸。你曾多少次發誓要戒菸，結果再次掉進陷阱中？吸菸者經常反覆戒菸，在不抽菸的人看來，這是很不合邏輯的。如果你喜歡抽菸，為何要不斷戒菸？如果不喜歡抽菸，又為什麼要抽？

再次落入陷阱不像掉進實體的陷阱。如果你曾失足跌進一個有積水的坑洞中，絕對會確保自己不再靠近那個水坑，不是嗎？但尼古丁陷阱並非實體的陷阱，而是基於錯覺產生的心理陷阱。反覆戒菸的吸菸者並未看穿這個錯覺。

所有吸菸者都希望能夠戒菸，這也是為什麼他們總是在戒菸的緣故。除了所有合理的戒菸理由——健康風險、花費、氣味等外，你知道抽菸不會帶來愉悅。相反的，抽菸讓你感覺像是悲慘的奴隸。

儘管如此，反覆戒菸的吸菸者仍未消除對香菸的渴望。他們還沒破除迷思，就像看著黑色圖形卻看不到「STOP」的人，他們仍被錯覺所欺騙。就像覺得掉進水坑有充分的理由一樣不合常理，但成癮沒有邏輯。

你想要戒菸嗎？那你必須了解抽菸和不抽菸的人真正的差別。並不是不抽菸的人就不會被洗腦——他們同樣未能倖免於難；也不是他們意志力頑強足以抵抗誘惑；戒菸無須意志力。更不是因為他們腦袋的結構不同，抽不抽菸與基因無關。**真正的區別在於，不抽菸的人永遠不會有想抽菸的欲望**。

任何有抽菸欲望的人不能抽菸時都會產生被剝奪感。他們需要用意志力對抗這種感覺，當意志力消磨殆盡時，就會支撐不住，再次掉進陷阱中。

只要消除抽菸的欲望，你就能開開心心——**輕鬆、立即且無痛地戒菸**。

不需要意志力。從未抽菸的人不會有抽菸的欲望，儘管他們可能仍想嘗試看看；他們也曾經歷所有洗腦的過程，或許會相信抽菸肯定能帶來愉悅或精神上的支持，但他們能合理的選擇不讓自己屈服於全世界的頭號殺手，因為他們的思想不受尼古丁成癮控制。

實施輕鬆戒菸法的人也不會有抽菸的欲望。他們比從不抽菸的人更有優勢，因為他們確信抽菸不會帶來愉悅或精神上的支持，也不用找藉口抵抗誘惑。

輕鬆戒菸法徹底消除抽菸的誘惑。

一旦得知抽菸毫無益處時，任何欲望都會消失。只要破除迷思，就很容易避免再次落入陷阱。一旦你自由了，你會寧願重新相信聖誕老人的存在，也不會再次掉進陷阱。只要你按照本書的指示去做。

硬性藥物

儘管香菸造成的死亡人數遠多於海洛因，但我們仍把海洛因視為硬性藥物，尼古丁被歸類在社交藥物的範疇。這麼說不是建議你們服用海洛因，但假使這是我的目的，你大概也不會當一回事，更可能把這本書扔進垃圾桶，把我當成瘋子。

我們談論的是一種極其危險的藥物，人們通過販賣這種藥物致富，刻意讓買家上癮，使自己的收入穩步增加。這種藥十分容易上癮，只要試過一次，就會立刻上癮，一輩子也擺脫不了。這種藥也很昂貴，上癮的人長期下來平均花費超過十二萬英鎊，但不管花多少錢，他們總能湊出那些金額，無論要犧牲什麼。

當你使用這種藥物時，會變得昏昏欲睡，呼吸急促，免疫力降低，容易罹患各種疾病。更糟糕的是，它還會悄悄破壞你的神經系統、勇氣、自信和專注力。被這個討厭的東西所奴役使你感到自卑，但它越拖累你，你就越依賴它。那這種藥物有什麼好處？好處是零，什麼也沒有。

另外，它的味道難聞，會引起口臭，使牙齒染色，造成喘鳴、咳嗽、羞愧和內疚，每年奪走全球七百萬人的性命。

沒錯，我說的不是海洛因，而是尼古丁。如果我試圖用以上描述賣藥給你，你會買嗎？還是會把我趕出家門，就像我試圖說服你吸食海洛因一樣？畢竟，有哪個心智正常的人會願意花大錢讓自己經歷這些折磨？

我們毫不猶豫將海洛因成癮視為一種討厭、悲慘且致命的狀況，但我們對抽菸或電子煙的危害卻存在偏見。我們要確保你能像看待海洛因成癮般看待自己的菸癮。為此，你得無視於社會描繪的形象。海洛因很容易與成癮、奴隸、貧窮、悲慘、骯髒和死亡聯繫起來，因為你的大腦並未遭大量吸食海洛因很快樂、歡笑的影像進攻。而吸菸者卻被描述成很酷、有自制力、時尚、出色的人群，給人一種他們很開心是因為抽菸的印象。

看穿錯覺很重要，不只要告訴自己這並非事實，你知道這是錯覺是因為你很清楚抽菸是什麼感覺。請忽視吸菸者的大眾形象，想想你自己的經驗。看看你在現實生活中認識的吸菸者，他們之中有多少人長相和行為舉止像影星一樣？

記住，出現在電影銀幕上的人是虛構的。下了戲，那些真正抽於的影星就跟你一樣悲慘，而不抽菸的人一離開鏡頭就會立刻去漱口。

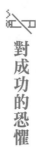

對成功的恐懼

我們很快就會開始慢慢揭開使你陷入尼古丁陷阱錯覺的步驟。目的是要消除你對自己能否戒菸成功的疑慮，而為這些懷疑火上加油的是菸癮的重要盟友：恐懼。

吸菸者會因為各種恐懼而戒不了菸：

1恐懼無法享受美食、飲料或社交場合，2恐懼無法處理壓力，3恐懼無法集中注意力，4恐懼必須經歷可怕的創傷才能擺脫菸癮，5恐懼必須終生抵抗香菸的誘惑。

他們擔心自己沒有能力適應上述情況，因此每次戒菸都以失敗告終。他們真正恐懼的其實是成功。

害怕失敗是一種鼓舞心理，能驅使演員背台詞、運動員認真訓練、飛行員檢查儀器等等。因為害怕失敗而不嘗試戒菸毫無邏輯，你所害怕的災難早已發生：你抽菸！

不試著戒菸，保證會發生讓你意想不到的事——你仍然會抽菸。反之，考慮到你將獲得的好處，你的家人和朋友會感到多自豪？更重要的是，你會有多得意？

上面列出的恐懼等同於對成功的恐懼。「如果我戒菸了，生活會很難過。」吸菸者被愚弄相信香菸能在他們感到壓力時提供支持，沒有菸抽的日子毫無樂趣可言。只要想到再也不能抽菸就感到恐懼。

不抽菸的人設法享受生活、應對生活上的壓力；事實上，他們更能處理壓力，也更享受生活。唯一可能讓你覺得沒有香菸的生活更糟的原因是，菸癮會讓你在不能抽菸時感到難受。只要你持續餵食小怪獸養分，就會出現這種情況。扔了香菸，恐懼也跟著消失。

你才剛踏入輕鬆戒菸法的世界，可能會覺得難以想像沒有香菸生活能有多美好。相信我，你很快就會回首這一刻，心想：「不敢相信戒菸的感覺這麼好。」你不只會感覺更健康且活力充沛，還會注意到自己的信心、勇氣和專注力也受到顯著的改善。

積極的態度

目前為止，我們一直專注於改善你的心態，試圖解開洗腦，消除讓持續你掉進陷阱的錯覺。當你期盼擺脫菸癮時，還有另外兩條規則要遵守。

第三條規則：積極思考。

如果你一直恐懼成功，你會擔心自己將實現的目標。認為必須有所犧牲才能戒菸的人會感到悲觀和絕望。但你沒有理由感到痛苦，因為：**你不用放棄任何東西**。

相反的，你將得到驚人的收穫。每個吸菸者都夢想在療程結束後的早晨，一覺醒來能有自由的感覺。允許自己想像生活將變得多麼愜意，對即將實現的目標感到興奮。這會是你人生中一個美妙的時刻。

第四條規則：戒菸時，不要帶著悲觀和絕望的心情，而要感到高興和興奮。

記住，如果你按照所有指示去做，沒有什麼可以阻止你擺脫菸癮。拋開恐懼，並重獲自由。

檢查表

我已知：

- 我抽菸的唯一原因是餵食小怪獸——菸癮。
- 我掉進巧妙的陷阱，使我覺得抽菸能帶來愉悅和／或精神上的支持，恰恰相反。
- 小怪獸對尼古丁的生理渴望十分輕微，幾乎察覺不到。在我的抽菸生涯中一直與之為伍。
- 大怪獸讓我把這種感受錯認為「我想抽菸」。
- 遵從指示能輕鬆戒掉菸癮。
- 殺死大怪獸後，一旦我不再攝入尼古丁，小怪獸很快就會消亡。
- 害怕失敗並不合理。
- 害怕成功是因為尼古丁成癮和洗腦的緣故。消除上述因素，恐懼會跟著消失。

我們已經確定你抽菸的真正原因。你現在很清楚地知道當你開始抽菸或使用其他尼古丁產品時，就已經落入了陷阱：尼古丁成癮。這個陷阱會扭曲邏輯，誘導其獵物相信使他們放鬆心情的原因正是造成焦躁的元兇：抽菸。你現在應該明白，過去嘗試戒菸遭受相當不適的身體感覺並非由尼古丁戒斷引起，而是一種由心理活動產生的生理反應，這種心理因素本身是由極輕微的尼古丁戒斷症狀所導致。

小怪獸（生理戒斷反應）幾乎察覺不到，感覺微乎其微，以至於大多數吸菸者甚至在睡覺時都不曾注意到。這種非常輕微的身體反應（小怪獸）觸發了大怪獸（洗腦和心理活動），進而導致身體的不適。

過程如下：

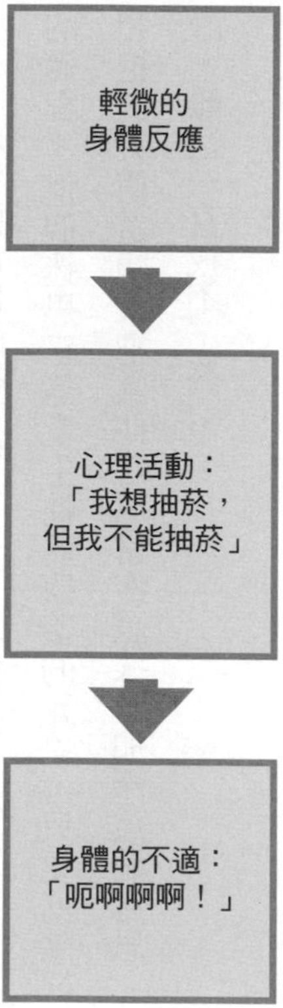
輕微的身體反應
心理活動：「我想抽菸，但我不能抽菸」
身體的不適：「呃啊啊啊！」

下一階段是透過破除抽菸能帶來愉悅或精神支持的迷思，開始將你從尼古丁陷阱解救出來的過程。這個迷思正是產生抽菸欲望的元兇，只要消除欲望，就能輕鬆逃脫。菸草公司和拒菸大使這類人把其他迷思當作證據，加深這個迷思。由於你的思維遭到這些迷思侵蝕，難怪一直戒不了菸。

我們將破除下列七個迷思：

- 抽菸或電子煙有助於放鬆
- 戒菸需要意志力
- 戒菸需要有所犧牲
- 你可能具有成癮性格
- 抽菸或電子煙有助於集中注意力
- 抽菸或電子煙有助於控制體重和抑制食慾
- 抽菸或電子煙能減輕抑鬱，或是一種自殘的表現

當我們打消這些迷思後，你將對自己輕鬆、無痛且永久戒菸的能力更有自信。這個

感覺令人興奮，你可以開始想像沒有香菸或任何尼古丁產品的生活，你會活得更健康、更有活力、更美好也更自由。

讓我們開始吧。記得遵循所有指示，保持開闊的心胸，不做任何假設並質疑一切。真相將顯而易見，記得在閱讀本書時，持續抽菸或電子煙，我不希望你浪費任何時間思考自己該做什麼、不該做什麼。在你準備好戒掉最後一根菸或電子煙前，請繼續抽菸。等到時機成熟時，我會引導你完成這個驚人的儀式。如果未來讓你感到緊張或焦慮，請不用擔心，這完全合乎常理。這些步驟都是必經的過程……如果我們能用三言兩語就讓你達成目的，絕不會浪費口舌。所以堅持下去，無論你的感覺是好是壞，戒菸都是有百利而無一害。

Chapter 5

愉悅的錯覺

只要你深信抽菸能帶來愉悅或精神上的支持，將無法擺脫尼古丁陷阱。因此，我必須確保你完全了解，你認為自己從抽菸中獲得的任何愉悅都是錯覺。

我就直說了：**你從未享受過任何一根煙或電子煙！**

請不要誤會我的意思——毫無疑問在經歷長時間不能抽菸，像是長途飛機、搭乘火車或嘗試戒菸後，你再點起一根菸，會「享受」到強烈的「解脫」。但這個享受和解脫的感覺就像是一整天穿著尺寸太小的鞋，當你脫掉鞋子後所產生的一種痛快感。但你會為了這種感覺拿尺寸小的鞋來穿嗎？當然不會！我們會仔細選擇鞋穿，所以總是剛剛好。

你不欠尼古丁什麼，就跟偷走你一百英鎊並「施捨」你十英鎊的小偷一樣不值得感激……一旦你發現這是個騙局，就再也不會覺得感激。

愉悅或精神支柱？

無論有沒有抽菸，人們普遍認為抽菸絕對會帶來一些正面的影響，不然為什麼一直有人抽菸？

我們都知道抽菸的危害。沒有人否認它是世界頭號殺手，是造成癌症、心臟病和肺氣腫的主要原因，此外還有哮喘、咳嗽、喘鳴、缺乏耐力以及其他吸菸者為了持續獲得放鬆必須忍受的病痛。所以我們才會認為抽菸肯定有一些特別的功能，才會讓人們忽視所有負面影響，繼續在香菸上花費鉅資。

抽菸帶來的愉悅感在於香菸似乎能活躍社交場合的氣氛，使人們更容易暢飲，為美味的餐點錦上添花，或者為一個放鬆、心滿意足的時刻打上完美的句號；精神支柱則是因為香菸顯然有助於放鬆，使頭腦從生活壓力中轉移，專注於眼前的事物。

事實上，上述提到你所感覺到的愉悅或精神支柱都是錯覺。不管是香菸、電子煙、香菸沾粉或任何其他尼古丁產品都無法達到這種效果。

這些產品反而對社會有害。它們會破壞食物和飲料的味道、使放鬆的環境變得緊張不安、增加你的壓力、讓你容易分心。你只需要觀察大多數人在抽電子煙時有多尷尬就知道了，只有當他們和其他吸菸者在一起時才不會感到不自在。這就是為什麼抽菸或電子煙的人在聚會上似乎總能惺惺相惜，因為他們會想：「還好不只我抽菸！」

但讓我們檢視一下抽菸或電子煙有助於在壓力大時轉移注意力，並在你需要專心時提高注意力的說法。試想看看：怎麼會有藥在讓你轉移注意力的同時，還能幫助你專心？

上一秒表示壓力大時抽菸能分散注意力的人，下一秒又說抽菸能在需要專心時幫助他們集中注意力。事實上，他們認為這都是香菸的功勞。如果你沒能馬上領會其中的矛盾，請在繼續閱讀前，重看一遍這兩段。

抽菸或電子煙不會帶來真正的愉悅或精神上的支持，我們認為這是由於洗腦和尼古丁陷阱扭曲了我們的觀點。

事實上，菸癮會讓我們在壓力大、需要專注前後或那段時期不抽菸就無法完成任何事。就好像鄰居家的防盜警報器在響了好幾個小時終於停止的瞬間，你會感覺鬆了口氣。這是你認為尼古丁有助於集中注意力的唯一原因（消除想抽菸的焦躁），也是你相信抽菸有助於紓壓的原因（想抽菸讓你持續感到焦躁，不能抽菸實際上會增加你的壓力）。

難道我真的期待你相信從來沒有人享受抽菸嗎？這似乎有點難以置信，怎麼可能有人創造出如此大規模的錯覺？這一切都跟吸菸者不願承認他們的痛苦有關。比起承認自己是個無助的奴隸，他們選擇繼續相信抽菸會帶來愉悅或精神支持的迷思。你不需要故作鎮定，全世界的吸菸者都跟你站在一起，但你可以承認一個事實：抽菸對你毫無益處。

雖然我希望你已經開始理解我的意思，但如果你需要更多證據，請不用擔心。在我要求你戒掉最後一根菸、電子煙，或任何讓你上癮的尼古丁產品前，此時存在你內心的每一個疑問都將獲得解答。因此，我們要來探討這些錯覺，確保自己不會上當。

享受香菸的香氣和味道

有人說他們喜歡菸味，這個理由足以讓人們毒害自己，冒險罹患癌症、心臟病、肺氣腫和其他抽菸可能導致的可怕疾病嗎？我喜歡玫瑰的香味，但沒有這個味道也能輕鬆生活。如果我這一生再也聞不到玫瑰花香，絕對不會有任何問題，我相信你也有同感。

當吸菸者用意志力戒菸並拚命抵抗誘惑時，一點菸味就可能使他們屈服，但那不是因為他們愛香菸的氣味勝似生命本身。這是由於他們把菸味跟減緩對香菸的渴望聯繫在一起。

大部分吸菸者無法忍受別人抽菸的味道，他們容忍自己的菸味只因為這是他們獲得放鬆的信號。

不要沉迷於你喜歡菸味這個念頭。這可能聽起來很奇怪：我喜歡汽油味，但我不會在加油站附近閒逛，也不會隨身攜帶一小瓶汽油來聞。問題不在你喜不喜歡菸味；重點在於拋開抽菸是因為喜歡菸味的想法。那不是你抽菸的原因。你抽菸不是因為喜歡菸味，而是即使氣味難聞，你還是會抽菸。

電子煙也不例外。儘管你可能相信自己喜歡奶油糖、泡泡糖、棉花糖或小熊軟糖口味的煙油味道，但我可向你保證，沒有人會為了聞這種味道跟在你旁邊。這股味道並非來自像甜品店這種相對溫和的來源（誰不喜歡甜品店散發的香味？），就電子煙而言，其來源令人反感。

紐約戒菸中心的一位治療師提出一個很好的比喻。他說如果「駱駝糞三明治」聞起來像香蕉、草莓或奶油，可能會有人願意吃它。但仍未改變其為駱駝糞三明治的事實，一旦意識到這一點，就不會有人想真的吃吃看，就連參加挑戰令人反胃食物的電視節目參賽者也一樣。

尼古丁是一種毒藥。當你抽菸時，會將有毒的煙霧吸入口腔、鼻腔和肺部中。第一次抽菸會讓你咳嗽、想吐，多少會有一點難受；這個毒藥那麼臭，它的味道不會讓你想：「一不小心我就可能上癮。」相反的，它實在太臭了，讓你有信心絕對不會為之著迷。

抽第二或第三根菸是因為你想體驗抽菸不咳嗽或乾嘔的滋味，你被灌輸抽菸很酷、時髦、成熟的想法……所以你堅持下來。最後你抽菸時不再咳嗽，你稱其為「習慣」了，但你的所作所為卻造成味覺麻痺。你的免疫系統已經對此毒藥產生耐受性，導致你對菸臭味不再敏感。到此階段，你已經完全上癮了，你抽菸並非因為自己想抽，而是被菸癮控制。

大部分的人抽菸都不會注意到香菸的味道，事實上，很多吸菸者味覺會變得麻木。當你戒菸後，將重新發現食物的美味。你的味蕾在經歷這麼多年的麻痺，體內天生的生存工具包將迅速恢復其功能。

身為吸菸者，我們身體天然的防禦系統會建立耐受性防止遭到毒害，所以會讓所有食物的味道和氣味變淡。如果你在餐廳吃飯發現太鹹，走到廚房門外窺看，就會發現有廚師在抽菸。香菸會破壞味覺，並不會增強味覺。沒有人抽菸是因為享受香菸的香氣或味道，他們認為自己喜歡，是因為把菸味跟緩解菸癮和香菸帶來愉悅的錯覺聯想在一起。

特殊香菸

吸菸者最嚴重的錯覺就是在某個放鬆的場合，香菸的味道會變得很特殊。典型的場景是早晨起床、飯後、喝酒、工作休息時間、下班剛返家、運動後和性愛後。

上述提到的都是吸菸者會迫不及待點燃香菸的場合，渴望藉由將有毒煙霧吸入肺部來記錄那一刻。這些場合都有一個共通點：先前都有一段禁菸期。由於小怪獸等待餵食的時間比平時久，不斷催促大怪獸，解脫的感覺也隨之放大。

早晨起床的第一根菸有很弔詭的地方。它實際上會令人反胃，導致喘鳴、咳嗽，感覺也比當天其他時候糟糕。之所以感覺特殊，是因為你有好一段時間沒攝取尼古丁了。人體很有韌性，會在夜晚開始進行修復，使其對毒性更加敏感。吸菸者口中關於清晨第一根菸的不良影響，其實是身體抵抗毒性的反應。

還有人談到在那種情況下抽菸，腦袋會嗡嗡響或感到「很嗨」。醒醒吧！那不是什麼「嗡嗡響」或「很嗨」，只是因為腦部缺氧和尼古丁中毒作用引起的頭暈。屏住呼吸超過自己能承受的時間或繞圈二十秒，也能得到一模一樣的感覺。把這種感覺稱為「嗡嗡響」或「很嗨」，只是我們試圖為抽菸一事辯護。如果你曾經歷人生真正的高潮，就會知道由尼古丁引起的「嗨」是無稽之談。

回想起那些特殊場合，捫心自問：如果你不抽菸，那些場合就不再特殊了嗎？

不抽菸的人飯後有什麼感覺？他們感覺棒呆了！吸菸者飯後沒辦法來一根菸又是什麼感受？糟透了。點一根菸後呢？棒呆了！換句話說，他們的感覺就跟不抽菸的人一樣！懂了嗎？

一個不抽菸的人跟朋友去酒吧或咖啡店碰面有什麼感覺？棒呆了！吸菸者在同樣的情況下無法抽菸，會是什麼感受？糟透了！當他們能攝取尼古丁時，又會如何？棒呆了！就像不抽菸的人一直以來的感覺。

我會持續灌輸這個觀念，現在我希望你能完全理解我想表達的意思，我們再來確認一次：不抽菸的人在性愛後會有什麼感覺？好極了！吸菸者完事後卻沒辦法來根菸呢？糟透了！抽了菸，感覺就很好……就像不抽菸的人一樣。事實上，這個例子有些微不同，因為吸菸者通常會想快點完事，一做完就可以馬上抽菸……而當吸菸者在結束性愛抽菸時，不抽菸的人會興致高昂地溫存片刻，乾脆再來一次，或者躺在伴侶的臂彎下享受彼此的體溫。由此就可看出對不抽菸的人來說，為什麼伴侶會抽菸有時候會令人沮喪和灰心。

順道一提，如果你的伴侶抽菸但不想戒菸，或沒能跟你一起戒菸，請不要擔心。除了「我相信愛能克服」這點，其他的絕對不會造成你任何困擾。

過去，如果你的伴侶在你戒菸時持續抽菸，可能會讓你羨慕或受到誘惑，因為家裡一直有香菸；但這次你是真的自由，不再想抽菸，所以如果你的伴侶、朋友或同事繼續抽菸，真的不會妨礙到你。

還有其他更多特殊香菸，像是工作休息時間……上班時間在吸菸室抽菸的人毫無疑問能產生良好的友誼，所以在你戒菸後，仍要保持休息的習慣，捨棄抽菸的部分，你不會希望因為戒菸而錯失跟人閒聊、八卦和建立交情的機會。當個快樂的非吸菸者最棒的一點就是能選擇何時休息，而不必屈服於小怪獸和大怪獸。如果外面下大雨或天氣冷，你也可以選擇不去。何時何地休息由你說了算。除了能稍微緩解菸癮，吸菸者享受的其實是休息，而非香菸。

當你戒菸後，你會發現不管你抽不抽菸，這些場合都很特殊，事實上不抽菸會顯得更特別。作為一個吸菸者，你從未真正放鬆過。因此，抽菸實際上會帶來不必要的壓力，破壞原本放鬆的環境，進而萌生下一個迷思。

抽菸或電子煙有助於紓壓

會帶來壓力的東西要怎麼減輕壓力？

每當你抽菸時，就會餵食小怪獸養分，暫時緩解對尼古丁的渴望。如果不了解你所掉進的陷阱本質，就會將這種感覺視為真正的紓壓。在抽菸前，你覺得壓力很大，而抽菸後壓力似乎沒那麼大，你便得到這個簡單明瞭的結論。

但回顧先前做過的「小人—大人」錯覺練習，擺在眼前的不一定是事實，特別是你只用一種觀點去看待。壓力源自於生活，無論抽不抽菸都會出現。

但吸菸者因為尼古丁戒斷（小怪獸）所需承受的額外壓力，引發更強烈的壓力（大怪獸：「我想抽菸↓我不能抽菸呃啊啊啊！」）。當你點燃香菸時，會稍微減輕這種額外壓力。但抽菸對真正的壓力沒有影響，事實上還會增加壓力。

我可以保證：**戒了菸，你的壓力會減輕**。

額外的壓力是每個人落入尼古丁陷阱的原因。正如誤入豬籠草的蒼蠅，一旦踏進尼古丁陷阱，你就只剩「向下」這條路可走。

除非選擇逃離

任何一種成癮藥物的自然趨勢是增加攝取量，不會減少劑量。這是由於人體具有令人難以置信的能力，會建立對毒藥的耐受性。因為這種耐受性，每根香菸只能稍微緩解對尼古丁的渴望，讓你對其藥性越來越遲鈍，需要更多劑量才能達到同樣效果。你會更頻繁地吸菸，縮短不抽菸的間隔，或者換尼古丁含量更重的牌子。

下圖說明了吸菸者人數隨著時間流逝減少。假設你在開始抽菸前，壓力程度為「正常」，圖中顯示為 100%。當你抽完第一根菸，開始出現戒斷症狀時，你會感到情緒低落，壓力指數便跌至 100% 以下。再抽一根菸會減緩這個感覺，但由於你對香菸的耐受性，並不能完全減緩焦躁感。你當然不會覺得「很嗨」，充其量只能得到短暫和稍微的放鬆。所以你的壓力指數不會回到 100%。下一次戒斷症狀造成的情緒低落會導致曲線下滑，讓你的壓力指數比先前更低。這種模式會持續下去，每抽一根菸，都會導致你的健康每下愈況。

正常健康狀況

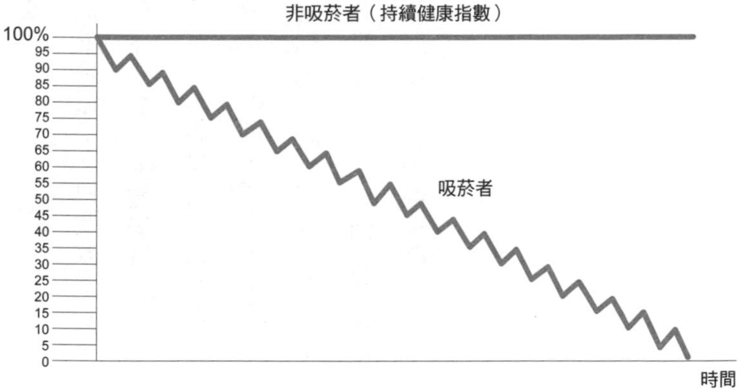

一直以來，稍微放鬆的感覺欺騙了你，使你相信香菸能帶來愉悅感。你對這個迷思深信不已。但每抽一根菸，你的健康狀態就越來越低於「正常」範疇，每次都會重新建立比先前還差的「正常」標準。與此同時，你的壓力程度也逐漸提升，健康狀態正在惡化。你開始感到昏昏欲睡，上氣不接下氣；咳嗽並出現喘鳴。你開始害怕罹癌，不再認為癌症難以想像。這又會增加額外的壓力，使你陷進雙重低潮。

隨著身體健康迅速下滑，你不得不承認自己成為香菸的奴隸。抽菸不是因為你選擇，你的生活被香菸控制了。這種無助感會增加你的痛苦，此時便成了三重低潮。就像蒼蠅一樣，你凝視著那個坑，最終使自己陷入悲慘的結局。

但好消息是，跟蒼蠅不同，你可以逃，而且隨時可以選擇逃脫。你掉進的陷阱沒有實體，**尼古丁陷阱完全是由你自己打造，存在你的腦海裡**。

你就是獄卒，只要改變心態，你就可以自由、輕鬆、立即且無痛地離開。

另外，當你脫離陷阱時，你的身心靈將迅速地恢復以往狀態。你將卸下肩負的額外壓力，享受重新獲得健康和活力的感覺，更別說省下來的花費了，你還會體驗到興喜若狂的感覺——好耶，我自由了！

當你抽菸時，不得不壓抑本能，像個鴕鳥般把頭埋進沙裡。只有這樣，你才能保持愉悅的錯覺。你必須拋開菸味難聞、浪費金錢、被香菸奴役和再抽下去可能會得癌症的念頭。偽裝是一件苦差事。一旦戒菸，就再也不需要經歷這些事，你會感到輕鬆無比。

練習：擺脫不必要的壓力

吸菸者之所以感到痛苦是因為額外的壓力，不抽菸的人不能感同身受害怕抽菸帶來的危害和染上菸癮的壓力。你也不需要承擔這些壓力，現在你知道自己就快成為一個快樂的非吸菸者，只是思考何時何地可以抽菸或電子煙的焦躁感導致你壓力變大。以前我外出旅行時，常常在不必要的地方停下來，只為了抽根菸。我整天忙著尋找抽菸的時機和地點，就好像多了一份全職工作。

下次想起抽菸或電子煙對你造成的影響時，不要管它，保持心情平靜。你再也不需要擔心，因為你正在逃離陷阱。用期待或志在必得的感覺取代焦慮，不要讓想抽菸的念頭造成壓力，想想你即將獲得的巨大收益，把該想法轉換成快樂的泉源。

我不再為菸癮所苦，我要奔向自由！

享受抽菸的儀式

很多人會被抽菸的設備吸引，像是菸盒、打火機、火柴盒和菸灰缸等。電子煙也推出各種裝置、煙油和口味吸引消費者。全都具有獨特風格，吸引自我探索的年輕人。許多長期抽菸的人也表示這正是他們喜歡抽菸的原因。意思就是說如果不是為了打開菸盒、抽一根香菸、使用打火機的儀式，他們是不會抽菸的……

現在我要你一如往常地進行儀式，專注於每個部分：打開菸盒、拿出一根菸、放到嘴裡。完全按照平常抽菸的樣子。拿出打火機、點燃香菸，你意識到每個步驟了嗎？好，現在停下動作。立刻熄滅香菸，別再抽了，把打火機放到一旁，你有什麼感覺？如果你擔心只抽一口很浪費，可以不要點菸，直接把香菸放回菸盒裡，你感到滿足了嗎？我猜你不會覺得滿足。沒有人抽菸是為了這些儀式，如果有，他們會很樂意跳過點火的部分。想想看！你可以省下任何有害的步驟，仍可享受抽菸的趣味。

但事實並非如此，對不對？吸菸者享受抽菸的儀式只是因為這是獲得放鬆的必要途徑。記住，任何人抽菸、電子煙，或使用香菸沾粉及任何尼古丁產品的唯一原因都是為獲取尼古丁。

這只是習慣

當吸菸者發現自己找不到任何藉口時，他們就會把抽菸訴諸於一個無奈的解釋：「這只是習慣。」他們不再自欺欺人認為自己可以控制，但仍語帶暗示抽菸能帶來愉悅或精神上的支持。了解抽菸是因為上癮，而不是習慣這點很重要。

習慣是你為了熟悉和舒適而重複某件事的行為，但你抽菸不是為了反覆感到舒適，而是為了攝取尼古丁，以舒緩前一根菸導致的戒斷症狀，減輕大怪獸造成的心理壓力。如果你相信自己抽菸是因為養成習慣，就會覺得戒菸很難。你會認為由於天生的弱點，使你容易養成這種習慣。但當你接受抽菸是一種成癮性行為，並了解尼古丁陷阱的本質時，就很容易按照本書指示擺脫菸癮。

你頭腦要清楚一點：抽菸的習慣可能會引發抽菸的念頭，但那並非你抽菸的原因。過去你試圖戒菸時，這個習慣會讓你悶悶不樂，渴望抽菸，但記住這都是因為大怪獸還活著，所以你會想念香菸，感覺受到剝奪。

從現在開始，你戒菸不會感覺自己錯失任何東西，所以如果你習慣性地想抽根菸，例如飯後——你該覺得開心，因為你可以提醒自己有多幸運，即將擺脫菸癮，而不是憂心重重。我知道你現在仍覺得難以置信，但我相信你能完全理解我說的原則。在整個戒菸過程中，你只需要做這件事。

將抽菸視為習慣的另一個問題是，這會鼓勵人們相信自己可以控制抽菸的欲望，這樣你就可以偶爾抽一根菸，而不會再次落入陷阱。你要清楚：

沒有「只抽一根菸」這種事。

假使你抽了一根菸，有什麼能阻止你一根接一根抽下去？如果你對抽菸仍存有渴望，就無法順利逃脫。

輕鬆戒菸法消除誘惑

相信抽菸出自於習慣讓吸菸者覺得自己很傻，一部分的大腦表示：「你這個傻瓜，別再抽了！」另一部分則是：「我無法抗拒誘惑。」

事實上，吸菸者並不傻。他們是被一種名為成癮的邪惡力量支配。誘惑之所以存在是因為你被某個迷思洗腦，相信抽菸會帶來愉悅或精神上的支持。即使你再也無法說服自己抽菸能帶來愉悅或精神上的支持，繼續抽菸的誘惑依然存在，由恐懼所驅使。「沒有香菸我該怎麼生活？」

吸菸者沒有意識到的是，香菸不能緩解這股恐懼，而是導致恐懼產生的元兇。不抽菸的人不會受到影響，問題在於它會讓你本末倒置。當你不抽菸時，會注意到抽菸造成的空虛和不安全感；而當你點燃香菸時，這個感覺會稍微緩解，你的大腦就會誤認為香菸是朋友，這就是為什麼抽菸會產生愉悅的錯覺。

你的心情越受影響，越會相信自己需要救援，也就越依賴這種藥物。為了消除誘惑，你只需要看穿愉悅的錯覺。

意識到不抽菸時感覺到的空虛和不安全感，是來自抽菸所導致對尼古丁的渴望，抽菸帶來的「愉悅」只是對這種渴望短暫的舒緩，以及對你內心那隻大怪獸的安撫。

練習：定義愉悅

假設你遵循本書的指示在閱讀時持續抽菸，現在點起一根香菸，深吸六口菸，將這個髒臭的致癌物質吸進肺裡。捫心自問，這有什麼好玩的？有哪部分是你真正享受的？

抽電子煙的人也可以做同樣的練習。你真正享受的是什麼？

記住，這是你認為自己人生不能沒有的愉悅或精神支柱，現在是你確認這些愉悅或精神支柱真面目的機會。將煙含在嘴裡或吸進肺裡，專心感受它的味道。讓煙霧在你的鼻腔和口腔徘徊，你覺得開心嗎？

你可能會感到一陣放鬆，就像脫掉太緊的鞋是一樣的感覺。你會故意穿上很緊的鞋子，只為了在脫掉時感到放鬆嗎？

Chapter 6
信念不是意志力

人們大多認為戒菸失敗是因為意志力不足以做出必要的犧牲。但跟著輕鬆戒菸法戒菸，不需要犧牲，也不用意志力。事實上，用意志力戒菸可能會使你菸癮更嚴重。

錯誤的方法

解決渴求尼古丁的方法就是不要抽菸或電子煙。如此一來，你就能打破菸癮的循環，殺死小怪獸，重獲自由。等一下！這難道不是每個人戒菸時會做的事嗎？為什麼對他們沒效？如果戒菸這麼簡單，為什麼還是有那麼多人覺得戒菸很難呢？

很簡單，他們用錯了方法。

這不是他們的錯。洗腦最基本的部分就是戒菸很難的迷思。幾乎每個所謂的專家都這麼說，進而加深人們對戒菸的恐懼：「戒菸會讓我不得不經歷可怕的創傷。」

這股洗腦的力量十分強大，導致人們在得知輕鬆戒菸法能幫助他們輕鬆戒菸且不用意志力時，反而會抱著懷疑的態度。這與他們所知有關抽菸的一切背道而馳，聽起來好得不切實際。相信我，事實並非如此，我會解釋原因。有了輕鬆戒菸法，你將不會經歷痛苦的戒斷期，不需要持續跟抽菸的欲望抗爭；有了輕鬆戒菸法，你就可以完全消除欲望。

倘若方法錯誤，最簡單的任務也會具有難度。就拿開門這件事舉例，你知道怎麼打開一扇門——只要壓下門把，門毫不費力就開了。但你可曾碰過沒有門把的門，還一直推錯邊，找不到鉸鏈的位置？你遇到了頑強的抵抗，門或許會稍微晃動，但不會打開，需要耗費大量的努力和決心。但只要推正確那側，門就開了，根本不需要費神。

大部分人覺得戒菸難是因為他們靠的是意志力。他們選擇困難的方法是因為被洗腦相信這是戒菸的唯一方式。這個方法認為在尼古丁排出體外時，你必須有堅強的毅力才能通過兩個關卡：

■ 痛苦的戒斷期

■ 犧牲愉悅或精神支柱

現在你應該很清楚這個理論的缺陷。首先，尼古丁戒斷不會造成身體疼痛，吸菸者不抽菸時無時無刻不出現戒斷反應，你幾乎察覺不到。

意志力理論的第二個缺陷是認為戒菸需要犧牲。只有在你把香菸視為朋友時，這個假設才會成真。但當你識破抽菸能帶來愉悅或精神支持的錯覺，了解到抽菸毫無益處時，就不會覺得犧牲。每當有想抽菸的念頭時，你就不會因為不能抽菸而悶悶不樂，反倒會因為不再需要抽菸感到開心。**戒菸不會讓你「放棄」任何東西，而是擺脫某個使你備受煎熬的東西**。

繩索牽絆

靠意志力戒菸的人不斷忍受與恐懼的拉鋸戰，雖然你殺死了小怪獸，但大怪獸還活著。一方面你的理性知道應該停止抽菸，因為抽菸花費驚人，會使你的健康狀態惡化，控制你的生活，讓你痛苦；另一方面，尼古丁成癮使你一想到愉悅或精神支柱受到剝奪就覺得恐慌。靠意志力戒菸，你會把所有注意力都放在戒菸的理由上，希望自己能堅持夠長的時間不抽菸，以達到戒菸的目的。

有些人確實透過單靠意志力戒菸成功，但他們就算戒菸了也不快樂。他們從未真正擺脫菸癮，所以會一直在誘惑中掙扎，害怕再次落入陷阱。

在大多數情況下，靠意志力戒菸容易失敗，你最終會感到比以前更加無助和痛苦。靠意志力戒菸，你將一直處於掙扎中。它會變成一種磨難，彷彿在跑馬拉松——只是沒有終點線。你永遠都在擔心不會發生的事，因此永遠不會因為知道自己自由而感到高興。有了輕鬆戒菸法，在你殺死大怪獸並戒掉最後一根菸的時候，你就知道自己將擺脫香菸，過著多采多姿的生活。

只要你持續相信自己「放棄」了什麼，就會一直活在痛苦中。你的意志力越堅定，承受的痛苦也越多。你感到被剝奪的時間越長，對香菸的渴望就越強烈。

被剝奪感使你痛苦不堪，反而會加深你對香菸的渴望——這是你遇到危機時仰賴的精神支柱。只要你屈服於這種誘惑一次，先前的努力都徒勞無功。更糟糕的是，一旦你靠意志力戒菸失敗，再戒菸就更難了。

靠意志力戒菸失敗會加重你的菸癮，因為你會更相信自己的菸癮不可治癒。人們會說當他們屈服抽第一根菸時，感到極大的解脫，但這只不過是暫時緩解自我選擇的痛苦。沒有人會想：「太好了！我又可以抽菸了！」抽菸並非玩樂，事實上會伴隨著強烈的失敗和不祥的預感，加上內疚和失望。從那一刻起，任何可能擺脫菸癮束縛的希望都將被扼殺。

如果你認為自己缺乏戒菸的意志力，那麼你還沒有了解自己陷入的陷阱本質。你戒菸的意志力越強，越堅信戒菸會剝奪某個寶貴的東西，你就會越渴望你想戒掉的這個玩意兒。

這就叫做繩索牽絆，牢牢地困住你，打破束縛的唯一方法是了解尼古丁陷阱的本質，不再掙扎，解開洗腦術。

換句話說：

戒菸無須意志力，只要殺死大怪獸。

你的意志力有多薄弱？

倘若你過去曾嘗試戒菸失敗，是否會將其歸咎於意志力不足？因為戒菸靠意志力的說法廣為流傳，吸菸者不會去質疑背後的合理性。你只會認為戒菸失敗是自己的問題，而非用錯方法。相信我：

告訴別人戒菸靠意志力就像在說開門要推絞鏈的地方。

你捫心自問在其他方面是否意志力薄弱。或許你把自己暴飲暴食作為意志力薄弱的進一步證明。儘管所有癮症之間都存在聯繫，但這不是缺乏意志力的跡象。反之，這很可能是意志力強烈的證明。這些行為的共通點都是由誤導性內容和不實信息產生的陷阱。而最具誤導性的謊言之一就是戒菸要靠意志力。

事實上，大多數吸菸者意志力十分頑強。只有意志力堅強的人才能做出違背自己本能的事。你明知道抽菸會讓你越陷越深，壓力增加且不快樂，可能對生活造成危害；然而，你仍選擇繼續抽菸。

就任何藥物成癮的人而言，最大的恐懼是藥物供應不足。吸菸者盡最大的努力確保隨時有菸可抽。這需要巨大的組織、遠見和決心。藥物成癮者同時也是堅定的騙子，他們會拋開理智，自欺欺人表示他們沒有上癮。

堅持明顯沒用的方法也需要頑強的意志力。假如我看到你試圖推絞鏈來開門，而我告訴你轉門把開門更輕鬆，但你不聽我的話，堅持推絞鏈的地方。我會覺得你很固執，並非意志薄弱。

想想所有你認識的吸菸者，有多少人手握權勢，這說明抽菸並非意志薄弱的專利。國家元首、行業總裁、演藝人員和醫生……比起其他行業，更多醫界的專業人士來到輕鬆戒菸中心尋求幫助。

他們全透過決心和努力達成現在的人生地位。換句話說，他們擁有頑強的意志力。那為什麼嘗試靠意志力停止對健康有害的行為卻會失敗呢？

事實上，難以靠意志力戒菸的人往往是意志力最堅強的人。為什麼呢？因為當門打不開時，他們不輕言放棄，試圖尋找更簡單的方法。他們會強迫自己繼續推動絞鏈，直到再也推不動為止。

練習：該抽下一根菸／電子煙了

好啦，是時候抽下一根菸了。沒什麼特別原因——只是我先前說了，你可以邊抽菸邊看這本書，所以我想你該抽根菸。你要不要抽呢？

很多人剛接觸輕鬆戒菸法時，會猶豫到底該不該按照指示繼續抽菸。吸菸者不喜歡被命令，就像他們不喜歡被人告誡不要抽菸，他們同樣不喜歡被人命令抽菸。

吸菸者喜歡告訴自己他們懂得自制，其中一項就是選擇抽菸的時機。這只是一種錯覺，吸菸者卻固執地緊抓著不放。無論如何，現在請暫時一如往常繼續抽菸或電子煙吧。

當心其他戒菸者

靠意志力戒菸的人會對戒菸的欲望產生不良影響。他們不是吹噓自己犧牲多大，就是抱怨連連。反正都會加深對戒菸需要犧牲的信念。

吹噓者很容易看出來。一旦他們僅存的盼望——最後一根菸被掐熄時，就會變成反菸狂熱者。在家裡和車上貼「禁止吸菸」的標誌，他們會邀請你過來，這樣就可以禁止你抽菸，然後幸災樂禍。

他們以告誡你抽菸會毀壞健康並浪費金錢為樂，表示難以理解像你這樣的聰明人竟然還能把那些髒臭的東西放進嘴裡點火。當然，他們早就忘了自己花了好幾年做同樣的事。

靠意志力戒菸的人對抽菸的攻擊比從未抽菸的人還要強烈。他們為什麼這麼生氣？因為他們在吹噓戒菸成功的背後，仍未克服菸癮。他們依然相信自己有所犧牲，並且憎恨任何持續抽菸的人。

當心那些會吹噓自己戒菸的人，他們會對正在考慮戒菸的人帶來不良的影響。他們的不懷好意會把你逼回香菸的懷抱，使你看不見真正的敵人。但更糟的是，他們會加深「一日吸菸，終生吸菸」的信念，顯然他們仍渴望著香菸，所以會給人你可以停止抽菸，但永遠無法擺脫菸癮的印象。

聽他們發牢騷的過程會加深這個印象。當你在除夕夜抽完最後一根菸，並把整包菸扔掉時，這些人會第一時間恭喜你。他們會握著你的手，祝你成功，告訴你戒菸有多健康，也更節省花費，你真的做了一個重要的抉擇，而且絕對不會後悔，讓你感到心花怒放……接著再告訴你，他們幾年前戒菸時的情況，如今仍想念香菸的味道，一舉將你擊潰。

這番話就足以讓你從垃圾堆中救回菸盒，並在大家慶祝時，溜到外頭偷點一根菸。戒菸時最不想聽到的話，就是多年後你仍會想抽菸。好消息是你不用擔心。愛說大話和抱怨的人仍渴望香菸是因為他們沒有殺死大怪獸。他們用錯了方法，所以他們的經驗無法給你任何幫助。

第五條規則：無視任何與輕鬆戒菸法相悖的建議。

特別是不要管任何聲稱靠意志力戒菸成功的人的建議。事實是你不需要犧牲任何東西，香菸並非朋友，所以你沒有「放棄」任何事物。靠意志力戒菸的人總在等待菸癮消失的那天，做回快樂的非吸菸者。但由於大怪獸還活著，對香菸的渴望永無止盡，他們將無時無刻渴望抽菸。

輕鬆過關

有了輕鬆戒菸法，你不再需要等待。當你破除所有使你落入尼古丁陷阱的錯覺時，你就會成為快樂的非吸菸者。你將自己從恐懼中解脫出來，帶著興奮和高興的心情戒菸，一旦你消除恐懼和錯覺並停止抽菸，就會立刻感受到跨越終點線的喜悅。就在你殺死大怪獸、擺脫菸癮束縛的那一刻。你得明白強迫自己受苦是看不見終點線的。

成癮者的心理無法用強硬的手段解決，反而會導致成癮的程度惡化，因為：

它會強化戒菸很難的迷思，並增加你的恐懼。

它會產生被剝奪感，你會遵循老方法減輕這種感覺——因而再次落入陷阱。

只有當你的意志產生衝突時，才需要意志力。我們將藉由消除一端的恐懼來解除這場衝突。一輩子都靠意志力來戒菸不太可能成功，但是通過消除對抽菸的渴望和需求就能辦到。

Chapter 7

成癮性格

成癮性格只是一種理論，說的是有些人比其他人更容易上癮源自於他們以錯誤的角度看待情況。成癮者的共同特徵不是他們成癮的原因，而是結果。

方便的藉口

大家都認為讓毒煙充滿肺部不合邏輯，這就是為什麼吸菸者不斷尋求他們行為的正當性：「抽菸讓我放鬆。」「我現在壓力很大，情況改善後我就不再抽菸。」「這是我的人生，我想稍微放縱一點。」

我們已經確定所有藉口都建立在抽菸能帶來愉悅或精神支持的迷思上，但即使這些藉口全被否定，也已指出抽菸的真正原因是尼古丁成癮，仍有一些吸菸者不顧一切拚命證明他們不戒菸是對的。

「我有成癮性格。」他們被誤導相信自己基因中的某個部分讓他們比大部分人更容易上癮，這使他們難以擺脫菸癮。相信這個說法十分符合吸菸者的心理。這是一個很好的藉口，但對他們沒有任何好處。相信成癮性格理論代表你將確保自己永遠受困。

可惜這個誤解受到許多提倡成癮性格的所謂「專家」支持。人們經常津津樂道地談論該詞彙，容易使人相信這是一個既定條件。其實不然，成癮性格是一種理論，主要依據以下事實：很多成癮者不只對一個事物上癮。例如，酗酒的人通常也會抽菸或賭博，或是抽菸且負債累累的毒蟲。

但所有成癮都涉及同樣的陷阱，所以顯然容易對某事物上癮的人也容易對其他事物上癮。這與基因無關，完全是因為不了解成癮的陷阱，並相信這些東西會帶來真正的愉悅或精神支持的迷思。記住：

成癮的痛苦不會被讓你成癮的事物減輕，而是因它而起。

逃亡失敗的吸菸者

因為恐懼成功會讓吸菸者難以找尋不戒菸的理由，成癮性格的理論為他們提供了完美的藉口。如果你認為自己具有成癮性格，就會覺得戒菸是不可能的任務。「我要怎麼克服自己的基因？」靠意志力戒菸失敗也會加深這種錯覺。

這一點從靠意志力戒菸並感到被剝奪的人那裡得到進一步證實，因為他們仍相信自己有所犧牲——也就是我們先前提及的愛吹噓和抱怨的人。如果他們戒了很多年的菸，仍然藉由抽菸獲得精神支柱，我們也已確信戒菸無關意志力，就很容易相信他們的基因肯定存在缺陷，不斷讓他們走回頭路。但還有另一種解釋——**他們落入了圈套**。

喜歡吹噓和抱怨的人仍在幻想他們做了真正的犧牲，意志力將他們帶往反方向：雖然他們非常想滿足自己的欲望，但他們也想戒菸。他們陷入與恐懼的拉鋸戰裡，最終他們失敗了，這一切都是錯覺惹的禍。

看這本書的你，我們已經確定你不會「犧牲」任何事物，這讓你比那些人擁有更大的優勢。確保你不會被使他們受困的錯覺欺騙。

用成癮性格當理由只是為自己不合理的行為找另一個藉口。你並不想被大怪獸束縛，被恐懼、痛苦和疾病纏身，這也是為什麼你現在閱讀這本書。你已經下定決心逃脫，正在往終點邁進。

逃脫很簡單，只要保持開放的心態。如果你堅持自己有成癮性格，代表你的心態不夠開放，讓自己面臨終生被菸癮束縛的風險。

當你反覆戒菸失敗，最終會覺得自己很傻而且無助。把成癮問題歸因於自己的性格缺陷似乎正是你需要的合理解釋。而輕鬆戒菸法將讓你發現真正的解釋。錯誤資訊的傳播沒完沒了，人人都會上當受騙，被騙的人在某種程度上甚至不抽菸。你不會傻到讓自己上癮，其他數百萬人也一樣。戒不了菸不會讓你顯得愚蠢或軟弱，你只是用錯了方法。

一旦你看清成癮運作的真面目，錯覺就會消失，你會發現沒了香菸這個精神支柱，會讓你的生活幸福美滿。反之，你將受到束縛。

上癮的程度

那為什麼有的人會陷得比別人深呢？為什麼有的人能偶爾來一根菸，有的最終卻變成一天抽六十根菸？這不就代表有人就是比其他人容易上癮嗎？

事實的確如此，人與人之間存在許多差異，跟一個人的個性有關，這就可解釋為什麼有的人更容易上癮。現在正在閱讀本書的人都會因金錢和時機等各種情況，存在不同程度的菸癮，但所有人對抽菸的感受都是一樣的，並且都在努力尋找相同的解決方法。

第一次抽菸的經驗令人反感，對某些人來說，這就足以使他們打退堂鼓。其他人則將其視為一個為了獲得尊重，必須克服的挑戰，並盡可能堅持下去。還有一些人沒辦法負擔一天好幾根菸的花費。

我們的行為很大程度受到成長過程的影響：不同的父母、老師、朋友，閱讀、觀看和聆聽的事物，以及遇見的人等等。

上述所有因素都會影響我們掉進陷阱的速度，而且因人而異。但這些都是可控可逆的，跟基因或我們已定的性格無關，再說清楚一點就是：

任何人都可能掉入抽菸的陷阱，也能輕易逃脫。

統計數據可以擊破性格缺陷的大謊言

成癮是一條孤獨的路，儘管我們知道全世界有數百萬人為相同的癮症所苦，但吸菸者和其他成癮者都認為他們遇到的問題是獨一無二的。當你走出自己繭居的世界，和他人討論遇到的問題，發現原來大家都有或經歷過與你一樣的困境時，才會意識到成癮並非個人的弱點，而是洗腦人們落入陷阱的這個社會脆弱之處。

下次當你去外面抽菸時，注意一下其他吸菸者。人都是物以類聚，吸菸者理所當然會在大雨天，擠在公司外「享受」香菸。身為吸菸者，你會感覺自己與他人格格不入，顯然與其他吸菸者有相似的性格特徵，而且感覺在他們周圍更自在。

香菸的誘惑會讓你相信這些特徵是性格相同的證據——使你抽菸的成癮性格。事實上，這是抽菸導致的結果。

成癮者在同類身邊感到更自在的原因，不是因為他們比較有趣或好玩；而是因為他們不會質疑你的行為，或讓你思考菸癮的問題，因為他們也在同一條船上。所有成癮者都知道他們的行為很愚蠢，而且對自己有害。如果你身邊其他人也在做相同的事，就會減輕自卑感。

好消息是一旦你擺脫菸癮，你也會擺脫抽菸對個性造成的不良影響。

只要你一直存在這個想法，一出生就注定染上菸癮的信念將會實現。設想一下邏輯，成癮性格理論是基於統計數據，但倘若你仔細檢查數據，成癮基因的可能性就會顯得牽強。

如果成癮基因真的存在，你會看到成癮者的比例在歷史上保持穩定的數據成長，但在不到一個世紀的時間，尼古丁成癮的發生率出現了顯著的變化。

一九四〇年代，在美國大約有80％的成年男性抽菸，如今卻降至不到16％。類似的趨勢在大部分西歐地區和澳洲也很明顯，那我們是否可得出結論，短短半個多世紀以來，具有成癮性格的人比例下降了64％？若是這樣，這可是人類的一大基因轉變！與此同時，亞洲的吸菸者人數激增，這是怎樣的基因異常，使菸癮人數上升和下降如此迅速，甚至出現從一塊大陸轉移到另一塊大陸的情況？

無論你是否相信自己有成癮性格並不重要——事實是只要你知道方法，不管成癮性格或基因是否存在，都能輕鬆擺脫菸癮。

成癮只是結果並非源頭的起因

了解自己對尼古丁成癮並非由於成癮性格很重要，如果你覺得自己具有成癮性格，單純是因為你對尼古丁成癮。這就是成癮的詭計。它讓你相信自己依賴成癮，而且你的性格或基因上有一些缺陷。它扭曲你的認知，持續控制你的行為。

成癮性格理論鼓勵人們相信他們根本無法擺脫菸癮控制，注定過著被束縛和痛苦的生活。記住，在你開始抽菸前，你不覺得需要或渴望抽菸，是抽菸導致成癮，並非有成癮性格才導致抽菸。

當你讀完這本書後，將會擺脫尼古丁成癮帶來的痛苦和束縛。一旦你打消所有錯覺，對於看到的真實情況可以不再懷疑時，你會很納悶自己到底是怎麼受到矇騙，以至於出現不同的看法。但就像全世界數百萬的人一樣，你是不慎落入巧妙陷阱的受害者。了解陷阱的本質，屏棄性格有缺陷的想法，你就做好擺脫菸癮的萬全準備。

只要持續保持開放的心態，按照本書所有指示，繼續向前邁進。

Chapter 8

克服專注力

夏洛克・福爾摩斯在試圖解決最新案件時抽菸斗的形象儼然成為另一大迷思的象徵；抽菸有助於提高專注力。在你戒菸前，打從心底消除這種信念是很重要的。在我們的現場研討會中，某個與會者引用福爾摩斯作為會抽菸的高成就知識份子為例，實在是很令人尷尬。直到我們委婉提醒，他才意識到福爾摩斯其實是一個虛構人物。

被洗腦的信念

一直到現在，我們都不鼓勵你立刻改變抽菸模式，因為我們不希望你在讀這本書時分心。你可能會將此解釋為抽菸有助於集中注意力，相信我，完全不是這麼回事。

抽菸會破壞專注力。

吸菸者被洗腦到相信抽菸有助於集中注意力，該陷阱本末倒置的性質似乎證實了這一點。除非你打從心底拋開這個信念，不然你會發現一直想抽菸讓你難以集中注意力。所以想抽菸就抽吧，然後繼續心無旁騖的讀這本書。

無論在工作或家庭生活中，我們都有過必須專注於解決某個不太想面對的問題的時候。對吸菸者來說，這就是普遍會讓他們抽菸的誘因。你相信抽菸能做到兩件事：緩解面對問題的焦慮，並幫助你集中注意力找出解決方案。只要這個想法一直深植在你心頭，你就不可能專心。不管你多麼努力全神貫注在問題上，抽菸能使情況變好的念頭會讓你越來越分心。

最後你會屈服並點燃香菸，焦慮消除了，你也找到一直在找的答案。你自然會得出香菸改變一切的結論，你得抽菸才能集中注意力。因此可得出：

你相信抽菸有助於專注↓你抽了根菸↓你得到自己需要的專注力。

問題在哪？

問題在於這是一種錯覺——讓你掉進尼古丁的陷阱，使你呼吸困難，花光你的錢。

那究竟發生什麼事？

你相信抽菸有助於專注。

問題在於你滿腦子都是這個念頭，讓你在抽菸前都無法專心一致。

香菸看似能夠解決問題，實際上卻是問題的來源。就像有人偷走你家屋頂的磚瓦，然後隔天上門表示要賣給你一樣。

不抽菸的人不會因為對香菸的渴望分心，香菸只能稍微緩解抽菸者的渴望；他們也沒有因為抽菸造成腦部缺氧，正如你每次抽菸的後遺症，所以他們創新的思考能力並未受到阻礙。

抽菸不僅會在你最不想抽菸時（不能抽菸時）產生焦慮使你分心；但當你抽菸時，甚至不會意識到自己在抽菸，更別說因為抽菸而分心。香菸還會破壞你的專注力。

零選擇，零分心

當我們面對自己討厭的問題時，我們會從分心中尋求安慰，因為這樣就能推遲必須解決問題的可怕時刻。有的人會泡一杯咖啡，有的會做些東西吃，還有人會查看電子郵件或他們的手機。我們說服自己做這些事不是在浪費時間，因為這給了我們逃避必須面對問題的藉口。

但這些行為對解決問題毫無幫助。事實上，拖延只會讓事情變得更糟。問題不解決，最終會像雪球般越滾越大。問題肯定不會消失，但只要我們相信其中任一件事有幫助，除非動手去做，不然無法適當解決問題。抽菸只是另一種讓自己分心的手段，阻止我們集中注意力不是由於身體對香菸的渴望，因為這種渴望幾乎難以察覺，而是由大怪獸造成的心理困境。

你可以透過讓自己處於不能抽菸的場合，以證明自己不抽菸也能專心。考場就是一個絕佳範例，每年都有無數學生參加期末考試，其中會有一部分是吸菸者，他們平常習慣邊讀書邊抽菸。當他們意識到自己不得不坐在考場裡好幾個小時不得抽菸時，便陷入恐慌。他們試圖不抽菸寫練習卷，卻發現手抖得寫不了字！

然而，到了正式考試，他們坐在考場裡絲毫沒有想抽菸的念頭。顯然他們完全可以在沒有精神支柱的情況下，集中注意力好幾個小時。那為什麼會有這樣的差別？很簡單，考場不允許抽菸，所以抽菸絕對不會成為一種干擾。

一旦得知某件事受到禁止，就很容易從腦海中把它抹去。自從飛機和火車禁止抽菸以來，數以百萬的吸菸者就已意識到這一點。曾經以為是可怕的情況現在一點問題也沒有，因為他們不會整趟旅程都在煩惱不能抽菸。他們一舉將這個想法拋到腦後，直到抵達目的地。

我打岔一下，因為我想重新回顧尼古丁成癮是多麼脆弱，而上述提到的例子很好，在飛行途中的吸菸者完美的演繹整個狀況。

考慮到重度吸菸者在長途航班上不能抽菸的情況。他們屈服於這個事實。大多數吸菸者——就連菸癮嚴重的人在此情況下，甚至不會用尼古丁貼片或口嚼錠。在飛行的大部分時間裡，他們的心情都很平靜。然而，航程十一小時的飛機過了十小時後，便開始出現狀況：飛機即將落地，吸菸者開始期待下飛機後來一根菸。

吸菸者仔細看了看手錶，發現再過二十分鐘就抵達目的地了，他露出微笑。現在想像一下，當機長在機上廣播表示非常抱歉，由於目的地氣候惡劣，本班機將轉往其他機場，將於六十分鐘後降落。哇！突然間，他們不再冷靜，臉上的笑容也隨之消失，因為他們陷入一種當下視為尼古丁戒斷的狀態：憤怒、緊張、焦慮、沮喪和壓力。

尼古丁戒斷不僅僅發生在機長宣布將延遲登陸的那六秒內，在十小時又四十分鐘前，吸菸者準備登機熄滅最後一根菸時，便已存在。

但尼古丁戒斷不會在最後突然出現不適症狀。**由於機上的廣播讓吸菸者的心態起了變化的就是大怪獸**。

我的尼古丁戒斷故事

我曾是老菸槍，被亞倫．卡爾的輕鬆戒菸法治癒。

故事是這樣的，我記得非常清楚，過去我還在抽菸的時候，時常參加派對，特別是年輕人會去的那種狂歡派對。我至少會隨身攜帶三包菸，出門前會先準備好。

雖然我菸癮很嚴重，但就算在派對上待幾個小時，也不需要抽到六十根菸，那我幹嘛還帶那麼多包菸？

在派對上，總有一些討厭的傢伙只抽別人帶來的菸，或許你就是這樣的人……如果是這樣，請勿見怪，但對一個老菸槍來說，這樣的人比喝醉酒更可怕。

那是因為他們會跟「真正」的吸菸者拿菸來抽，從不自己帶，即使他們知道會在派對上抽菸。菸癮大的人在乎的不是買菸的錢，而是這些抽所謂社交菸的人會消耗他們當晚可抽的菸量……這也是為什麼菸癮大的人總會提前考慮，並採取額外措施。

更令人討厭的大概是那些「輕度吸菸者」，他們根本不介意在派對上抽完自己帶的菸，幾乎確定可以能從別人那兒拿到菸抽。他們不在乎消耗別人的補給菸。

而你是否注意到，不論是蹭菸抽或輕度吸菸者，往往會在派對上一根接一根地抽？最後，當晚派對結束時，這些平常不抽菸的人會耗光「真正吸菸者」的香菸，而商店也早已關門再也買不到菸。這是老菸槍的夢魘，正是這個原因，我總會在夾克的口袋裡多藏幾包菸。

但我記得有一次參加派對，遭受嚴重的打擊。當時我把多餘的菸盒放在夾克裡，那件夾克卻被偷了。回到家後，我意興闌珊地把手伸進口袋，掏出唯一剩下的那包菸。

當我注意到第一個警示徵兆時，就像是被閃電擊中一樣：菸盒太輕了——香菸所剩無幾！當我搖晃菸盒時，傳來輕微的喀啦聲。我的心跳彷彿停了一拍；脈搏加速跳動。恐懼！焦慮！壓力！恐慌！我曾誤以為是尼古丁戒斷症狀的可怕感覺油然而生。

我幾乎不敢打開菸盒。我知道情況不樂觀，看了看菸盒裡，只剩下兩根香菸。

我變得更恐慌了。

如果你的菸癮很嚴重，就能準確理解我的意思。我們把這種感覺視為身體對尼古丁的渴望，卻發生在我感覺菸盒很輕的剎那。

那為什麼先前不會有這種感覺？

更重要的是，由於我太過恐慌，馬上點起一根菸。現在只剩下一根香菸。我身體實際的感覺更糟糕了。想想看，當時我體內充滿尼古丁，比注射海洛因更快地在我體內流動——然而，我卻覺得身體正經歷一種當時被我視為尼古丁戒斷的感覺。

但實際上根本沒有戒斷反應，因為尼古丁進入我的身體，我正在抽菸！不管我的身體發生了什麼，都不可能是戒斷症狀。

我確實體驗到真實的身體感受，但這純粹是心理活動的結果。是我的思考過程創造了這種感覺——並非藥物產生的戒斷症狀。香菸不足使我的想法發生變化。

如果你聽懂我的故事，但願能提醒你尼古丁戒斷不會引起真正不適的症狀。它們源自於我們的大腦，全拜大怪獸所賜，輕鬆戒菸法會消滅它們。

無關體重

抽菸最常見的迷思之一是有助於控制體重。

這個錯覺涵蓋幾個因素：相信抽菸可以抑制食慾，讓吸菸者不吃正餐和零食（用香菸代替食物）；透過抽菸會增加代謝率燃燒卡路里；菸草業無情的影響延續了幾年前的宣傳，電影銀幕上身材苗條的明星，指間和唇間永遠有一根香菸——「大菸草」企業已經滲透時尚和音樂產業，並持續操控電影業。

年輕樂團、獨唱歌手和體育明星的形象持續出現在全球廣告和巡迴贊助演出中。而在廣告被禁止的國家，他們導致抽菸照和報紙上狗仔偷拍的文化出現。時尚界與菸草巨頭間暗中的勾結最明目張膽，香菸時常出現在時裝走秀和雜誌的拍攝中。

好萊塢也很樂於助人。許多主角被描繪成會抽菸的例子，怪的是，有些電影背景甚至設定在幾百年後的未來。它傳達的始終是同一個訊息：抽菸很酷，也很堅強，更重要的是，抽菸能生存下來。

難怪當潛在的吸菸者到了可能會想抽菸的年紀時，他們已經確信這是一件很酷、有品味、時尚且性感的事情，加上一個額外的好處，也就是某個神奇的力量：控制體重。

你不是傻瓜，不用我告訴你那些明星之所以看起來性感、迷人、時尚和有品味，不是因為他們抽菸。恰恰相反，是這些明星們使抽菸看起來性感、迷人、時尚和有品味。香菸根本稱不上性感！

真相倡議反菸組織

「真相倡議」（The Truth Initiative）反菸組織的研究與報告指出二〇一八年奧斯卡獎主要類別提名電影，出現菸草鏡頭的佔了86%。

奧斯卡獎名單上兒童電影的吸菸率是二〇一七年的兩倍，電影院觀眾對菸草的印象提升了二點五倍。二〇一九年奧斯卡電影中被評為特別輔導級（十三歲以下兒童不適宜觀看），其中有最多抽菸鏡頭的電影，包括《波西米亞狂想曲》（Bohemian Rhapsody，一百五十二個抽菸分鏡）和《幸福綠皮書》（Green Book，三百八十一個抽菸分鏡）。

與傳統的廣播電視相比，在串流平台上播映的影集，像是《怪奇物語》（Stranger Things）、《紙牌屋》（House of Cards）和《勁爆女子監獄》（Orange Is the New Black）中對菸草的置入簡直無所不在，數量不斷增加，而且更加明顯。

研究發現，在最受十五至二十四歲年輕人歡迎的節目中，有79%的節目顯著地描寫抽菸。廣受好評的《怪奇物語》在二〇一八年獲得兩項金球獎提名，包括最佳戲劇類影片，已然成為罪魁禍首。Netflix 的熱門影集，在二〇一七年贏得五項特輯創意藝術艾美獎，並在第二季推出後的三天內吸引一千五百八十萬名觀眾，在二〇一六年共播出了一百八十多個吸菸分鏡，緊隨其後的是《勁爆女子監獄》（四十五個分鏡）和《紙牌屋》（四十一個分鏡）。研究分析的其他 Netflix 節目還包括《謀殺犯的形成》（Making a Murderer）、《歡樂滿屋》（Fuller House）、《打不倒的金咪》（Unbreakable Kimmy Schmidt）和《夜魔俠》（Daredevil）。

Netflix 表示會減少原創影集中出現的抽菸鏡頭。

即使是那些你可能會認為發生率不高的事件，比如在《紙牌屋》中出現的抽菸分鏡，也無法展示全貌。香菸、抽菸和電子煙被描繪成非常受歡迎、極其性感、重要卻不易取得的「犒賞」方式，使年輕人心中對大菸草企業產生很大的憧憬。

電視已是過去式

我指的不只是傳統電視節目。如前所述，現在是 Netflix 和主流電影等串流媒體引領潮流，為年輕人帶來衝擊。社交媒體充斥著各種能想像到的抽菸和電子煙的宣傳，有些甚至難以想像！年輕貌美的人們透過推廣任何尼古丁產品的品牌賺大錢，他們百無禁忌，觀眾和粉絲甚至不知道這些有影響力的媒體名人是被雇來幫忙推廣產品。

菸草的使用在電子遊戲中很普遍，包括那些被評為適合青少年遊玩的遊戲，卻鮮少看見菸草警告的訊息。許多銷量不錯的遊戲都將抽菸或電子煙進行美化包裝。

針對年輕人的廣告、置入性行銷和定位真的有效嗎？

二〇一八年十二月，美國外科醫師傑羅姆・亞當斯（Jerome M. Adams）宣稱兒童使用電子煙是美國的「流行病」。美國衛生及公共服務部長亞歷克斯・阿札爾（Alex Azar）表示：「我們調查的資料數據顯示，美國青少年使用任何東西的成長速度從來不像使用電子煙一樣快。」

這些漲幅前所未見。二〇一九年，JUUL 電子煙的價值估計已達到驚人的三百八十億美元，僅此一樣就非比尋常，尤其是考慮到該公司在二〇一七年後才成立。

他們非常擅長銷售和營銷，故意以年輕人為對象，當然，他們的產品容易上癮這點極大的促進其成長。不知道如何擺脫菸癮的人將終生成癮，閘門效應（電子煙成為抽菸的入手式）現已得到確認。

除此之外，電子煙造成的真正危害還需要很多年才能眾所皆知，可謂尼古丁界的定時炸彈。

毫無原因的叛逆

然後是關於抽菸叛逆的迷思。世界上有上百種叛逆的方式，但沒有一種是成為嚴重成癮的受害者。你選擇的是叛逆，而不是選擇是否抽菸。

對於吸菸者而言，最可悲的事莫過於聲稱自己抽菸是因為這個原因，甚至他們內心深處都不相信。他們很清楚自己抽菸絕不是因為叛逆，而是被菸癮束縛。

減重問題該怎麼說？

首先，你應該遇過很多體重超重的吸菸者，如果抽菸真的能控制體重，肯定不會發生這種情況。更重要的是，倘若事實真是如此，抽越多菸，體態應該就越纖細，但事實是菸癮大的人往往有過重的問題。

抽菸確實會增加我們的新陳代謝率，也就是人體燃燒卡路里的速度。時尚健身雜誌不斷談論這個話題。雜誌沒有告訴讀者的是就控制體重而言，抽菸對新陳代謝率的影響微乎其微，想想看你要在健身房騎多久健身車才能消耗幾百卡路里的熱量。你的身體不會因為你抽菸，就開始燃燒脂肪或卡路里。

這些雜誌帶來的另一個迷思是「抽菸可以抑制食慾」，對吸菸者而言，這個說法似乎很合理。肚子餓了，抽根菸，飢餓感隨即消失。在我們看來，是香菸神奇的力量消除飢餓的感覺。我們不曾意識到的是，不抽菸的人忽略飢餓感幾分鐘後，飢餓感也會消失，他們不會將此歸功於香菸。但在吸菸者看來，這件事證實了抽菸抑制食慾的迷思，完全無視當他們餓得久一點時，抽菸將無法抑制食慾，打從一開始就沒用。

拿起你的菸盒，仔細檢查包裝，你會看到上面寫著：「香菸作為控制卡路里飲食的一部分，有助於控制體重」這樣的話嗎？菸盒上當然找不到任何類似的標語。為什麼？因為這並非事實。如果是事實，菸草公司就會被允許在包裝上寫下上述那段話，沒人有權利阻止。

那為什麼我們會如此相信香菸能控制體重？正是由於我們和其他人靠意志力戒菸失敗惹得禍。如果你沒有這個問題，也會發生在你認識的人身上。戒菸後體重會上升的原因為何？他們並未殺死大怪獸，因此一直感到被剝奪。

為了擺脫抽菸的欲望和被剝奪感，他們往往會以吃喝代替抽菸。這麼做無法真的達到目的，他們仍持續執行，導致體重增加。當他們終於屈服欲望再次抽菸時，停止了暴飲暴食，體重也跟著下降。迷思得到證實，代表對體重增加的恐懼揮之不去，使他們不再嘗試戒菸。

輕鬆戒菸法不會發生這種情況。為什麼？因為輕鬆戒菸法會消除人們抽菸的欲望，只要沒有欲望，就不會產生被剝奪感，也沒必要或強迫自己尋找替代品（用吃喝代替香菸）。

使用輕鬆戒菸法，你就不會老想著尋找替代品，體重也不會增加。況且，你還會充滿活力，恢復健康的氣色。

稍後我將深入討論抽菸與飢餓感之間的關聯，但就目前而言，如果你擔心體重增加，請放心，這次絕對不會發生這種問題。

你沒辦法靠抽菸解決變胖的問題，輕鬆戒菸法也沒辦法讓你減輕體重。

抑鬱和自殘

我們每週都會收到世界各地的吸菸者來信，要求澄清某些問題。

請放心，由於要求解答的信雪片般飛來，這本新版的輕鬆戒菸法將說明全面資訊。

少數信件中提到關於急性／慢性抑鬱症的問題。這是兩個截然不同的議題，但我很喜歡將兩者放在一起解釋。兩者皆符合的吸菸者擔心輕鬆戒菸法可能不適合他們。罹患嚴重抑鬱症的人認為抽菸能幫助他們以某種方式解決問題。事實上，情況正好相反。抽菸已被證明會導致抑鬱症並造成情況惡化，沒有任何緩解作用，所以請放心，如果你本身處於如此艱鉅的狀態，輕鬆戒菸法仍對你有幫助。

我可以理解你相信抽菸有助於緩解抑鬱，但就跟吸菸者相信抽菸有助於紓壓一樣，這是無稽之談。你可以將該方法的每個部分聯繫起來，就會發現其欺騙我們抽菸有助於緩解抑鬱和紓壓的方式沒什麼不同。

就自我傷害而言，吸菸者可能會說：「我抽菸是為了懲罰自己，傷害自己，或因為我不在乎自己。」如果你抱持著上述想法，你必須了解你抽菸不是因為它會帶來傷害，而是尼古丁成癮的緣故。某種程度上，你可能會選擇以其他方式自殘，但你無法選擇要不要抽菸（因為尼古丁成癮）。這樣一來，你其實跟世界上其他吸菸者沒什麼不同（你只是因為成癮而不是想傷害自己）。

自殘很可能是開始抽菸的動機，但別忘了，我們都出於各種虛假且愚蠢的原因開始抽菸。無論是為了進入團體，或為了表現叛逆反其道而行；還是想看起來強硬、酷炫或老練；又或者純粹是好奇，向世界展示自己漠不關心。**事實是我們開始抽菸的原因跟為何持續抽菸無關**，當然也無法阻止我們戒菸。

如果你真的想自殘，還有很多更可行、有效和顯著的方法。抽菸的自殘效果實在差強人意，因為你要花好幾年，甚至數十年的時間，才可能達到被認為是自我傷害的程度。想自殘的人都會選擇立即且痛苦的方法，簡而言之，自殘並非你抽菸的原因。

這可能是你抽第一根菸的眾多原因之一，也是你用來證明自己持續抽菸，或沒能戒菸的藉口，卻不會是你抽菸的原因。能找其他藉口表示你有權選擇或控制自己是否抽菸。

如果你能選擇自己是否抽菸，就不會閱讀這本書。請別誤會我的意思，也許你先前曾經戒菸，過了一段時間重拾香菸時，是用「那又怎樣，我不在乎自己是死是活！」的態度，但當時你並沒有選擇跳崖。在這種情況下，這就不只是重新抽菸的虛假理由，真正的原因是你相信抽菸會帶來好處。

好消息是，由於自殘不是你抽菸的原因，所以你一旦戒菸，就沒有必要將抽菸作為傷害自己的手段來代替任何其他自殘的行為。罹患抑鬱症或擁有自殘問題的人以驚人的力量和精神戒菸，值得我們尊重和敬佩。幸好，無論你戒菸後，人生遇到怎樣的高潮低谷，我可向你保證，高潮會更高，低谷則不會那麼強烈，也更容易處理。

如何集中注意力

集中注意力的先決條件就是消除任何干擾，如果有人發出讓人分心的噪音，你可以請他們停下來，或自行移動到安靜的地方。但假設你就是那個製造分心的人——或許你感冒了，不斷打噴嚏——這就是一種分心，但你能怎麼辦？什麼也不能做，所以你只能不去想它，專注於手邊的事情。

如果你能藉由做某件事消除分心，就必須去做，不然你會感到煩躁，因而增加額外的干擾。如果你對此無能為力，那忽略它不去理會就簡單多了。當你有選擇權時，就必須做出決定。直到你做出決定為止，都會一直分心。沒了選擇，也就沒有決定的壓力。

或許你覺得我在暗示強制拒絕是永久戒菸的關鍵，完全不是這麼回事。但吸菸者能開心地度過不能抽菸的時間，確實證明即使仍有菸癮，也很容易拋開想抽菸的念頭。

對抽菸或電子煙的人來說，最大的問題就是大多數時間都可以選擇抽菸。靠意志力戒菸就會一直意識到抽菸這個選項，不斷使你分心。有了輕鬆戒菸法，抽菸的選項將被消除，不是通過拒絕抽菸，也不是避免把香菸放在身邊，而是藉由消除所有想抽菸或電子煙的欲望。

就不抽菸的人而言，抽菸從來就不是一個認真的選項。讀完這本書後，你也能加入他們的行列。

無聊、乏味、抽菸

香菸有助於緩解無聊是另一個跟集中注意力有關的迷思。老樣子，這個迷思是本末倒置引起的陷阱。當你的大腦沒有受到刺激時，你就無法無視小怪獸的叫囂，所以往往會感到心癢難耐。

抽菸便成為無聊時的反射動作，但並不能消除無聊的感受。

只要想一些有趣的事就能緩解無聊。考場實驗可證明，吸菸者能長時間不抽菸，甚至在腦袋被其他事物佔據時，都沒有注意到抽菸這件事，抽菸可以說是毫無樂趣可言。

當你吸一口有毒的煙時，真的會有「這菸真的棒呆了！」的念頭嗎？最無聊的活動莫過於抽菸了，不斷重複相同的動作，日復一日。一開始可能會覺得感覺很棒，但很快就會變得無聊，到最後你根本不會把注意力放在抽的菸上。

下次路上塞車時，請仔細觀察附近的吸菸者。他們會點起一根菸，但表情就跟其他塞車的人一樣覺得無聊。看看那些聚在公司外抽菸休息的人，他們臉上的表情很興奮、快樂嗎？還是看起來既無聊又悲慘？

正如抽菸會破壞注意力一樣，也會減少身體和精神上的刺激，消耗你的能量，使你感覺遲鈍，變得昏昏欲睡和慵懶，摧毀你對生活的熱情，進而產生無聊的感覺。

免於洗腦

尼古丁成癮是個暴君，正當你覺得自己對抽菸有抵抗力時，就會突然觸發某個契機，使你相信自己「需要」來一根菸，然後你的抵抗力全數崩塌。典型的契機是需要專注的問題，你的壓力指數提升，而由於你被洗腦相信抽菸可以紓壓，便把手伸向了香菸。

那你戒菸後該如何避免這些契機？答案很簡單：

不需要避免契機。

當你了解契機觸發的原理後，契機將不復存在。人偶爾會遇到棘手的問題，生活就是如此，但不是每個人在遇到需要集中注意力解決的問題時，都會選擇抽菸。非吸菸者不會把香菸當作能幫助他們應付挑戰的支柱，因此他們為問題傷腦筋的時間絕對少得多。

吸菸者的問題在於，除了要面對現實生活碰到的問題外，他們不確定自己是否要抽菸。所以他們要決定的困難不止一個，而是兩個。因此拖延了解決真正問題的過程，使情況變得更糟，同時還要應付香菸的干擾。

消除掉吸菸者心中的疑慮，戒菸就變得很簡單。

在你決定不抽菸後，可能會發現自己壓力很大，腦海冒出想抽菸的念頭。重要的是為此做好準備，不要感到驚慌。這個念頭只是你過去抽菸那段日子帶來的後遺症，你不必被它牽著鼻子走。你只要提醒自己知道的真相：抽菸毫無益處；你知道自己做了正確的決定，就算懷疑也無濟於事。與其感覺自己被剝奪，不如為你成功戒菸感到高興，而且你無須再次踏進暴君的陷阱中。

靠意志力戒菸的人一輩子都在想辦法避免讓自己再度拾起香菸的契機。倘若觸發任何契機，他們不相信自己有辦法抵抗抽菸的誘惑。當你確信抽菸對你毫無益處時，就不需要避開這些契機，因為它們不再會觸發你想抽菸的欲望。事實上，這些契機會加深你對戒菸的滿足感。每當想起過去抽菸的日子時，請享受這個提醒你已經自由的時刻。

實現確定性

消除疑慮並實現確定性很簡單，只要觀察事情真相並如實看待即可。大部分人在戒菸時不會這麼做，他們只看不抽菸的理由：健康風險、浪費金錢、菸味難聞等等，期望這些因素足以使他們克服抽菸的欲望。

當然啦，大怪獸不會因為這些擔憂而保持沉默；如果會，那大家戒菸就不會遇到困難了。為了殺死大怪獸，你需要看見抽菸的真實面貌——一種對你毫無益處的藥物成癮，並讓理解取代洗腦的觀念。

第六條規則：不要懷疑戒菸的決定。

當你確定抽菸毫無益處時，你會發現自己對抽菸的欲望消失了。任何人選擇抽菸唯一的原因是由於抽菸能帶來愉悅或精神支持的迷思。破除迷思，欲望也就不復存在。

現在你已經開始擺脫尼古丁的夢想，踏上成為快樂的非吸菸者的路途——我應該說「再次成為」，因為你在開始抽菸前，本來就不受到菸癮的束縛。或許你已經忘記那是什麼感覺，當你抽完最後一根菸後，就會很快重新認識到不抽菸的好處及快樂：

更健康。

更節省。

更有自信。

此外，你還會發現隱藏在尼古丁成癮束縛下的真相，不抽菸你將會：

更輕鬆。

抗壓力更強。

更能集中注意力。

你也更能享受美食，因為你將恢復味蕾的感知度，你會很樂意細嚼慢嚥，而非為了飯後趕緊抽根菸或電子煙而囫圇吞棗。你將精力充沛，更能享受運動或性愛。而且更重要的是，你將擺脫讓所有吸菸者感到無助和愚蠢的束縛感。很快你就能消滅大怪獸。所以為你正一步步擺脫尼古丁成癮的束縛高興吧。

然後繼續抽菸、電子煙，或使用任何目前你正在用的尼古丁產品。不要覺得內疚，也不用擔心——自由就在前方。

只要按照指示認真執行。

檢查表

我已知：

- 我並未「放棄」任何事物。
- 吸菸者不享受抽菸。
- 戒菸不難，除非你用錯方法。
- 靠意志力無法戒菸——只會增加難度。
- 吹噓或抱怨自己靠意志力戒菸的人仍相信自己有所犧牲。
- 尼古丁成癮完全是藥物所致，與性格無關。
- 抽菸、電子煙，或使用任何尼古丁產品會破壞注意力。
- 抽菸、電子煙，或使用任何尼古丁產品無助於控制體重、抑制食慾、減少抑鬱或作為自殘表現。
- 當你對抽菸毫無需求時，不需要避開契機。

我們將給大怪獸最後致命的一擊，使你擺脫所有揮之不去的信念，不再相信抽菸會帶來愉悅或精神上的支持，一勞永逸地扼殺你對香菸的渴望。

期間，我們將探討更多使吸菸者落入陷阱的迷思，包括藉由替代品在戒菸的過程中補充尼古丁而成功戒菸的理論。記住，你抽菸不是出於習慣，而是因為尼古丁成癮。持續服用任何形式的尼古丁，容易使人加深依賴。

許多人被抽菸所吸引，其中很多是因為相信抽菸是減重良方的迷思，所以遲遲不願意戒菸。我們將再次仔細探討抽菸和減重之間的關係，並解釋為什麼你不再受尼古丁束縛後，會更容易維持身材苗條。

然後我們將研究不同類型的吸菸者——交際菸者、重度吸菸者和反覆戒菸者等等，並檢視造成他們區別的原因。你可能會對研究結果感到驚訝，但如果你對至今讀到的內容了解透徹，你應該已經猜到了。

讀完本書後，你將躍躍欲試，準備熄滅最後一根菸，過上不抽菸的快樂生活，但你可能仍會有一、兩個感到不解的問題急需解答。當談及戒菸的決定時，我們必須消去所有不確定性。因此，我們將解決所有揮之不去的疑慮，讓你做好充分準備，邁出重要的一步，擺脫尼古丁陷阱，並抽完最後一根菸。

恭喜你已走到這一步，逃離尼古丁暴君魔爪，通往自由的路你已經走了很長一段。你的心態跟你剛開始閱讀本書時截然不同。使你落入尼古丁陷阱的迷思已開始崩塌，你離徹底摧毀大怪獸的時間也越來越近了。

或許你覺得自己已經徹底摧毀它了，在這種情況下，你處於領先地位。這是一個好消息，但請注意！記住我先前說過你必須遵循指示到最後，如果你跳過本書任何一部分，就會遺漏某個方法，也將錯過通往自由的關鍵步驟。現在的你對戒菸充滿熱情，遺漏一部分似乎並不重要，但如果你沒有徹底執行這個方法，就可能因為防備不夠而再次落入陷阱。

所以讓我們繼續仔細探索大怪獸在你腦海運作的方式。

Chapter 9
傳播迷思

「一個人完全可能離開監牢卻沒獲得自由，雖然身體沒有被限制，心理上仍是個俘虜——被迫作為民族國家或某些私營企業的代表來思考、感受和行動。」

阿道斯．赫胥黎（Aldous Huxley），《美麗新世界》（*Brave New World*）

大騙局

解決渴望尼古丁的方法就是不要抽菸或電子煙，以此打破成癮的循環，殺死小怪獸並獲得自由。等一下！所有人不是都這樣戒菸的嗎？那為什麼沒用？如果戒菸這麼簡單，

為什麼還有那麼多人覺得戒菸很難？

我們可以引述赫胥黎的話。事實上，吸菸者和所有尼古丁成癮者都是「心理俘虜」。也許你會覺得我把尼古丁成癮對比赫胥黎想像中的美麗新世界有些誇張。好吧，抽菸會致死，尼古丁是一種極易上癮的藥物，但我當然不是在暗示菸草業和製藥業（尼古丁產業由這兩者瓜分）很邪惡，洗腦香菸產品有益或至少沒那麼糟糕，進而導致受害者自我毀滅！

根據美國疾病管制與預防中心，美國每年有超過四十八萬人死於抽菸，約佔每年死亡人數的五分之一，換算每天約一千三百人，相當於每天有三架波音 747 大型噴氣式飛機墜毀。

任何行業持續推出被證實是每年使全球超過七百萬人致死的產品，都稱不上是美德的典範，但還有更險惡的東西在運作。即使是菸草業也沒有聰明到想出每年導致數百萬人抽菸致死的洗腦術，因為沒有必要。

這個苦差事由吸菸者一手包辦。

吸菸者本身能夠散播更多欺騙我們抽菸的迷思。似乎讓人難以置信，對不對？沒有人享受抽菸，吸菸者都希望自己能戒菸，他們卻宣揚抽菸會帶來愉悅或精神支持的信念。

練習：監獄

想像自己來到一座監獄，數百萬人被一個惡毒的暴君囚禁於此。集中營的條件很差，所有囚犯的生活都很悲慘。如果囚犯們彼此合作，就可輕鬆打破囚禁他們的圍牆，但囚禁他們力量非常強大，使他們無力逃脫。

你發現，暴君控制集中營囚犯的手段不是用槍指著他們的頭，而是狡猾地操控囚犯的思想。每個囚犯都怕得不敢逃跑，因為他們被警告逃跑會導致可怕的犧牲，而且如果逃跑失敗，他們在監獄的生活會變得更差。他們感覺獄中的生活受到照顧，並相信集中營外的生活令人難受。

他們非常害怕逃跑的結果，以至於他們實際上會攻擊試圖逃跑的人，而不是囚禁他們的人。

但當你更仔細檢查監獄時，你會發現根本沒東西能困住這些囚犯。沒有警衛、槍枝、牆壁以及大門，什麼都沒有。你也知道監獄外的環境比他們現在過的生活好得多。他們可以輕易走出去，立刻發現自由的快樂。然而，他們被自己的信念束縛住，他們共同創造一個局面，集中營中的每個人都在囚禁他人上發揮作用。

顯然他們需要做些什麼才能擺脫這個悲慘的境地——

不要再被那些錯誤信念所欺騙。

你的任務是要找到方法向他們展示真相。

上述場景會使你站在非吸菸者的角度，看著吸菸者的行為，想知道為什麼他們要繼續懲罰自己。在我得到啟示，開始為世界各地的吸菸者提供治療後，便發現自己處於這個情況。解決辦法很簡單——讓吸菸者停止相互影響，開始聆聽關於抽菸的真相。這帶來一個挑戰。是時候讓你看清楚尼古丁產業的真實面貌：這是會束縛你一生的成癮行業。

一生！

你可能會覺得醜化菸草業沒問題，事實證明他們也不在乎。但當然我不應該對製藥業太過苛刻，他們的存在難道不是為了造福人類？尼古丁貼片、口嚼錠和電子煙不就是為了治療吸菸者發明出來的產品嗎？

製藥業做了大量好事，也造成了巨大傷害。他們在臨床試驗上有很長一段歷史，如果你觀察該行業的性質，會發現他們被鼓勵尋找治療藥物而非治癒方式，而且最好是長期的療法。原因顯而易見：吃一輩子的處方讓大製藥廠的財源大開。在製藥公司眼中，沒有比高度上癮且必須終生服用價值更高的「藥物」了！難怪製藥業和菸草業在瓜分利潤豐厚的電子煙新興市場時，變得密不可分。

輕鬆戒菸法的發現對吸菸者的世界帶來不可思議的影響，使數千萬人重獲自由，但仍有數百萬人被囚禁，被自己錯誤的信念和其他吸菸者帶來的巨大影響所困。

成癮

最初誘使你落入陷阱的原因是來自其他吸菸者的影響。在絕大多數情況下，第一根菸都會由別的吸菸者提供，以當時看來，似乎是一個慷慨且令人開心的舉動。他們或許還會給你第二、第三根菸。剛開始抽菸時，你可能會告訴自己不會上癮；你只是抽看看，香菸的味道太臭了，你很有自信絕對不會上癮，但過不了多久，你就會自己花錢買菸。

你知道不能一直從別人那裡拿菸來抽，所以最終打定主意自行掏腰包。你急於還債，便開始把自己買的香菸提供給那些先分給你菸抽的人，以及你所接觸的其他吸菸者。這時你已成為傳播迷思的幫兇。

但其他吸菸者的影響不止於為你提供香菸，更要對使你決定抽菸和害你陷入尼古丁陷阱的迷思負責。問問看吸菸者是否會推薦其他人抽菸，他們很可能會說：「不可能！」但他們不知不覺間就做了這種事。

而且最關心你的人往往造成的傷害最大。會抽菸的父母對其子女有很大的影響，他們認為可以用「聽我的就好，不要管我做什麼」的態度教育子女，但只要被小孩看到父母在抽菸，就會把關於抽菸的說教通通拋到腦後。

身為父母，你可能會認為孩子會聽從有經驗的人學到的智慧，但在孩子眼中那些大人抽菸顯然是出於自願，所以他們當然會得出抽菸肯定能帶來愉悅或精神支持的結論。

每個吸菸者都在宣揚抽菸能帶來愉悅或精神支持的迷思。總歸大家都知道抽菸會致死、浪費金錢、使你無法適應社會且不合群、把你變成一個奴隸，那人們還有什麼理由繼續抽菸呢？

吸菸者都在說謊

問題在於，吸菸者會用同樣的謊言說服自己。這麼做也是逼不得已，因為他們無法接受真相。他們欺騙別人的同時，也對自己撒謊，因為這種抉擇太令人難堪了。身為吸菸者，在面對抽菸的髒臭、毒性、喘鳴、咳嗽、奴役和羞愧前蒙蔽自己的心已經夠糟的了，如果還要每天面對嚴峻的事實，似乎沒有活下去的價值。

所以吸菸者會相信這個迷思很正常，因為這樣他們就可以假裝抽菸有充分的理由，他們也不像看起來那般無助。遺憾的是，他們開始相信自己和其他吸菸者的謊言。

天底下沒什麼比吸菸者的謊言更悲慘的事了。「我真的很差勁！」他們會在渾身散發菸味時，撒謊自己沒有抽菸；謊稱自己的菸量；騙說自己能抽菸也能戒掉；還有撒謊他們會戒菸。

這些謊言其實都是為了說服自己，他們只能透過這種方式承認自己是可悲、無助的奴隸，未能從抽菸得到愉悅或精神上的支持，也不明白為什麼自己戒不了菸。

再次誘惑

你會知道了解其他吸菸者的影響，利用這些知識幫助自己逃脫很有效。吸菸者常常使其他想戒菸的人白費力氣，有人出逃的想法讓他們感到不安，假使那些人成功了，就會使他們自身「根本逃不了，不值得一試」的信念受到挑戰。只要你對成功懷有恐懼，其他吸菸者的離開就會讓你心神不寧，感覺就像最後一個留在沉船上的人。

即使你成功逃脫，也會發現總有人試圖引誘你回到陷阱中。對於吸菸者謊言的典型場景，你要有心理準備不要落入圈套。

這些場景常與危機有關：車禍、喪親之痛、失業、關係破裂……當你發生這些事時，身邊似乎都會有個吸菸者準備用香菸「安慰」你。這些人並不邪惡，他們是真心想提供幫助。只是他們沒把你不抽菸當一回事；他們把你視為會抽菸的人，只是剛好沒抽菸而已。因為洗腦的關係，他們假設你跟所有吸菸者一樣，在遇到困難時，真正想要的東西是香菸。

正如吸菸者會免費提供香菸吸引年輕人上鉤，他們對屈服於誘惑的成年人也是如此。你抽菸的朋友帶著香菸陪在你身邊，但警告你：「你會再次上癮。」

你堅稱：「不會啦！我只是現在想來一根，我自己絕不會去買菸。」但抽了那根菸，你就會開始成癮的循環，很快又會要求另一根菸。你抽菸的朋友會暗自高興，你又重回抽菸行列，這會讓他們對自己上癮這件事感到沒那麼蠢。

但他們的慷慨到此為止，很快你就會對要回報他們給你香菸而備感壓力。當你買了一包菸並忍受失敗的屈辱時，就會開始擔心自己走回頭路。

就在幾天前，你仍在戒菸，發誓絕對不再買菸。現在你不得不向家人和朋友解釋為什麼你無法堅持下去。首先，你會反駁自己買菸只是為了回報給你菸抽的朋友，但你明白真相，你又掉進陷阱裡。

約翰大叔的奇蹟

假如你相信抽菸能帶來愉悅或精神上的支持，就不難想像你可能會覺得在朋友有難時給他們一根菸是在幫助他們。錯覺的力量很強大且令人信服，直到真相大白為止。但吸菸者為了解釋其抽菸的決定所撒的謊太過牽強，讓人覺得荒謬。

一個經典範例是約翰大叔的迷思。約翰大叔是經常出現在抽菸辯論中的一個角色。他聲稱自己從十四歲開始抽菸，每天抽四十根菸且非常享受抽菸的感覺。如今他已經八十歲了，身體依然健壯，而且他聲稱自己一輩子從未生病！這代表抽菸不僅不會對身體有害，實際上還存在益處。

支持抽菸的人喜歡將約翰大叔作為他們的主要見證者——他是一個活生生的證據，表明所有跟抽菸相關的健康風險都不可信。吸菸者固執地拿約翰大叔的經歷當擋箭牌，抗拒社會持續砸向我們的可怕統計數據。他們運用一個特例，試圖建立論據，以反駁每年有七百萬人抽菸致死這樣無可辯駁的證據。然後他們帶出可憐的珍阿姨，一輩子沒抽過菸，卻在五十歲那年死於肺癌。

抽菸的權利

除此之外，還有人權人士主張：「人人都有權利自由選擇是否要冒險抽菸。」這句話代表支持尼古丁運動的立場，他們使用各種虛假的論點為尼古丁的束縛辯護。比方說，他們聲稱菸草、JUUL 銷售等帶來數十億英鎊的稅收，所以別管那些抽菸致死的人了，這一切都是為了經濟發展！

他們還爭辯說，公共禁菸令導致許多老一輩的吸菸者不再光顧酒吧，而是在家飲酒和抽菸——造成老年人因為公共禁菸令被迫與社會隔離。迫使他們與世隔絕的不是禁菸令，而是他們對尼古丁的依賴，由菸草業、製藥業和 JUUL（目前部分與菸草業合併）共同維持。

——反正吸菸者沒有自由，正如蒼蠅不會選擇被豬籠草捕捉一樣，他們不會選擇上鉤，也不曾選擇繼續抽菸。

——吸菸者不享受抽菸或電子煙。他們以為自己喜歡只是因為上癮，所以當他們不能抽菸時，會感到極大的痛苦。

大菸草企業或大製藥公司總是資助支持尼古丁的團體，你覺得是為什麼？

練習：選擇自由

當你思考選擇的權利時，先問問自己以下問題：

1. 你覺得世界上有多少吸菸者希望自己抽菸？
2. 你覺得世界上有多少已戒菸者仍希望自己抽菸？
3. 你認識多少吸菸者如果能回到過去抽第一根菸的時候，仍會選擇點燃香菸？

如果你非常誠實，那你的答案會是：

1. 沒有。
2. 沒有。
3. 沒有。

人們繼續抽菸、電子煙，或使用香菸沾粉、口嚼菸、口含菸的真正原因是由於：

——恐懼。

害怕他們沒辦法享受或應付沒有尼古丁的生活。

害怕他們不得不經歷可怕的體驗才能戒菸。

害怕他們永遠無法擺脫對香菸的渴望。

他們不明白非尼古丁成癮者從未經歷這些恐懼，或是香菸和電子煙並不能減輕他們的恐懼，而會致使其產生。對成功的恐懼是由迷思創造的錯覺，但這股恐懼太過強烈，以至於蓋過抽菸或電子煙導致的真正危害。如果你抽的是電子煙，不要懷疑，菸草業涉足電子煙只代表一件事：你是受害者。

偶像

吸菸者對彼此的影響讓人想起喬治．歐威爾（George Orwell）的《一九八四》，吸菸者創建一個人們透過虛假信息和恐懼相互控制的社會聽起來彷彿小說劇情，但這就是我們縱觀歷史見證到的現實，如今吸菸者正是用這種方式相互影響。

在《一九八四》中的老大哥化身一套系統現身於「螢幕」中，出現在公眾面前，歐威爾認知到電影和電視在當時獨領風騷影響甚鉅。好萊塢發揮至關重要的作用，在電視產業中延續了抽菸很迷人、很酷、聰明和好玩的錯覺。整個電影業為了找到讓觀眾驚嘆的新方法變得異常複雜，但我們的嗅覺卻無法同步螢幕上的動作，感官上沒有連結。

因此，導演能夠以迷人的光影描繪抽菸，而不必面對現實中與有抽菸習慣的人接吻或共處一室會覺得很臭這件事，整個畫面看起來多麼唯美、性感、有說服力或酷炫。

電影銀幕上的主角的形象有助於延續抽菸的迷思，就比如福爾摩斯在思考最新的神祕案件抽菸斗的樣子。將抽菸描繪成有助於專注在電影中是很常見的手法，還有社交依賴、紓壓、放鬆身心及喝酒、吃飯和性愛的天然搭配。

抽菸的影星也只是集中營裡的囚犯，但他們的影響力尤其深遠。大銀幕的力量非凡，從葛麗泰．嘉寶（Greta Garbo）到李奧納多．狄卡皮歐（Leonardo DiCaprio），影星抽菸的形象鼓勵了無數民眾開始抽菸。在一九七〇年代，好萊塢意識到抽菸的危險，逕自試著減少抽菸鏡頭，電影中的吸菸率遠低於亨弗萊．鮑嘉（Humphrey Bogart）、詹姆斯．狄恩（James Dean）和奧黛麗．赫本（Audrey Hepburn）的活躍年代，但如今好萊塢似乎又再次徹底淪陷，事實上，它從未真正擺脫束縛。

無論是席維斯・史特龍（Sylvester Stallone）、費・唐娜薇（Faye Dunaway）、史提夫・麥昆（Steve McQueen）、克林・伊斯威特（Clint Eastwood）、約翰・屈伏塔（John Travolta）、奧莉薇亞・紐頓・強（Olivia Newton John）、阿諾・史瓦辛格（Arnold Schwarzenegger）、布魯斯・威利（Bruce Willis）、艾爾・帕西諾（Al Pacino）、莎朗・史東（Sharon Stone）、梅格・萊恩（Meg Ryan）、茱莉亞・羅勃茲（Julia Roberts）、雪歌妮・薇佛（Sigourney Weaver）、布萊德・彼特（Brad Pitt）、休・傑克曼（Hugh Jackman）、鄔瑪・舒曼（Uma Thurman）、史嘉蕾・喬韓森（Scarlett Johansson）、凱特・布蘭琪（Cate Blanchett）或萊恩・雷諾斯（Ryan Reynolds），他們或多或少都共同營造香菸或抽菸很酷、性感或精緻的形象。假如他們不抽菸，你真的認為有哪個人會在突然顯得較不受歡迎或沒那麼酷嗎？還是變得軟弱？不那麼精緻？看看他們的名字，再聯想他們演出的電影。

不管怎麼說，上述提到的影星只是冰山一角。當你看見上述名單，我毫不懷疑你能想起更多人生中很喜歡、有抽菸場景的電影。這份名單跨越了七十多年。

當你讀到這裡時，毫無疑問最近的好萊塢影星也將加到此名單中。多年來，許多好萊塢明星在引誘人們落入尼古丁陷阱扮演重要的角色，為此獲得豐厚的報酬。不只電影明星，電視名人、模特兒、流行歌手，甚至罪犯都能成為有號召力的偶像；倘若他們抽菸，他們的粉絲也會抽菸。

太晚看見真相

有兩件事能讓吸菸者停止說謊：一是逃離陷阱，過著不抽菸的快樂生活；另一個則是讓他們意識到沒有擺脫抽菸的致命後果。

好萊塢的傳奇人物尤・伯連納（Yul Brynner）在知道自己抽菸導致壽命減少時，才勇敢承認自己的愚蠢。代言萬寶路菸的韋恩・麥拉倫（Wayne McLaren）在被診斷出癌症晚期後，成為一名積極的反菸運動家。可悲的是，身為在萬寶路香菸廣告中飾演牛仔的五位演員之一，他死於與抽菸相關的疾病。

電影編劇喬・伊斯特哈茲（Joe Eszterhas）因大量抽菸而罹患肺癌，以至於他對自己在電影《第六感追緝令》（Basic Instinct）中宣傳抽菸的方式深感痛心。這部電影影響深遠，導致一家菸草公司推出了叫做「Basic」品牌的香菸。伊斯特哈茲在《紐約時報》的專欄上表示：「想起這件事，我實在難以原諒自己。我成為了殺害無數人的幫兇。承認這件事是因為我與上帝有約。我向祂請求饒恕，表示我會努力阻止其他人步入我的後塵。「十八個月前，我被診斷出喉癌，因為我抽了大半輩子的菸。雖然我還活著，卻身受其害。我切除了大部分的喉嚨，說話有困難，其他人很難了解我在說什麼。」

像伊斯特哈茲、伯連納和麥拉倫這樣的人意識到抽菸的愚蠢，才想透過自身的影響力阻止別人抽菸，好彌補自己的過錯已經太遲了。要是他們一開始就用這種方式利用自己影響力就好了。

當你面臨罹患絕症的現實時，不可能繼續用謊言欺騙自己。晚一步戒菸的人就算沉浸在臨死的悲傷中，仍然對終於擺脫尼古丁的束縛欣喜若狂。他們阻止其他人重蹈覆轍的決心完全發自內心。可惜，他們的時間不足以挽回身為吸菸者時造成的損失。

當我們看到過去曾被視為男神或女神崇拜的影星和偶像抽菸致死的消息時，我們才突然領悟他們抽菸並不是因為覺得很酷或迷人，而是因為他們被騙了，就跟我們一樣；他們也像我們一樣希望自己從未抽菸。你不會想等到面臨早逝的那天，才說服自己抽菸毫無益處。你還有大半人生要過，是時候停止參與這場大騙局了。

任何人都可以自由離開監獄——只要你無視其他吸菸者的影響，破除迷思，並依照自己的理智決定戒菸。

Chapter 10

替代品起不了作用

當你準備抽最後一根菸或電子煙時，就是決定自己真正想要什麼的時候了。你是想找一個方法繼續服用尼古丁，但不會有危及生命的副作用，還是希望能完全擺脫尼古丁成癮？

大菸草惹的禍

除了那些既得利益者，沒有人會質疑抽菸是個大問題。就連菸草公司都被迫承認自家產品有可怕的健康風險，並在包裝上印上圖片以示警告，提醒吸菸者自己會陷入怎樣的困境。但這些令人反感的圖片未能勸阻人們購買香菸，在在證明試圖用恐嚇說服吸菸者戒菸根本行不通。

多年來，菸草公司投入鉅資，試圖開發出替代香菸的產品。原因不難理解，菸草業透過販售令人害怕的商品賺取驚人的收入；想想看，如果有個產品同樣令人欲罷不能，卻不會太快造成客戶的身體受損，公司能賺到多少利潤？比起香菸，現在的吸菸者會付更多錢購買該產品，而那些為了健康風險避免上癮的人也會爭先恐後地加入他們。

大菸草企業剛開始企圖推出一種不含尼古丁的香菸，但失敗了。如果你有抽過草本菸，就會知道為什麼會失敗的。草本菸的氣味難聞，根本不會讓人產生滿足的錯覺。當你剛開始抽菸時，聞到現在愛抽的香菸品牌的氣味，也會覺得難聞，但你堅持了下來，草本菸的味道卻沒人堅持得了。顯然你可以一輩子抽這種東西，卻沒有享受的感覺。為什麼？因為草本菸中不含尼古丁。

大菸草企業從實驗中得知，尼古丁成癮不只會造成抽菸的危害，也是人們繼續抽菸的唯一理由。由此可證他們和大製藥公司聯手利用此一經驗將電子煙包裝成「戒菸幫手」是合理的；透過提供0％ 尼古丁的電子煙油，執行先讓抽菸的人改抽電子煙，然後再慢慢使用所謂不含尼古丁的「煙油」的想法。事實上，幾乎沒有抽電子煙的人能成功做到這點。如果你會抽電子煙，認識有誰跟你一樣嗎？他們依然對尼古丁成癮，而且持續加大（而非減少）尼古丁的用量。藥物成癮就是這麼運作的。

遺憾的是，大部分只抽電子煙的是年輕人，都落入電影、Netflix節目、大菸草企業及JUUL的廣告和營銷「天才」的陷阱。

醫生在面對抽菸過量致死的患者時，會開出尼古丁替代品，如尼古丁口嚼錠和貼片，希望這些產品能滿足患者的菸癮，又能避免抽菸帶來的不良影響。

菸草企業不太關心吸菸者的健康，他們發現了另一個商機。隨著各國政府開始對抽菸採取嚴厲的管制，禁止公共場所抽菸，無煙的尼古丁產品使大菸草和大製藥公司能繼續兜售他們的藥來吸引顧客。

從那時起，各式各樣的尼古丁新產品紛紛上市。斯堪地那維亞半島出產的口含菸，將類似茶包裝的菸草粉含在嘴裡，利用牙齦讓藥物進入血液中；共有蔓越莓、尤加利和薄荷等口味，使其看起來像糖果——但僅限外觀。

口含菸的包裝上附有以下警告：「該菸草產品會損害你的健康，並容易上癮。」幾乎不能算是無害的香菸替代品。

近期發展的另一個產品是溶解性香菸。雷諾茲（R.J. Reynolds）生產了一系列駱駝牌溶解性香菸產品，包括丸狀、棒狀和片狀菸，萬寶路牌也有棒狀菸。這些產品都是菸草的替代商品，經過加糖、調味，設計成能在口中溶解。跟口含菸一樣，這種外觀比粗糙的口嚼菸進化的產品，在西部牛仔（還有棒球員）間頗為流行，不同之處在於不必吐掉。其調味使含有菸草的唾液更讓人接受，但原理是一樣的，尼古丁會透過牙齦的薄膜滲入你的血液中。

這些產品或許不會釋放有毒的煙霧，卻會釋放更大劑量的藥物。駱駝牌溶解性香菸釋放高達三點一毫克，尼古丁口嚼錠高達四毫克。人們在抽菸時通常一根菸會吸入一毫克，所以不管你是從大菸草企業還是醫院拿到替代品，效果都是一樣的——**兩者都會增加你體內的尼古丁含量**。

製藥業和菸草業都涉足了電子煙的生產、營銷和銷售。僅憑這一事實就該讓你意識到自己面臨一個重大抉擇：是要被困在尼古丁陷阱中，持續填補尼古丁行業的深口袋（並向政府支付營業稅），還是乾脆擺脫束縛。

譬如，英國每年從菸草銷售中獲得的稅收超過一百二十億英鎊，難怪英國政府如此輕鬆就同意電子煙公司銷售產品……他們拚命繼續從有菸癮的人身上賺錢。

美國財政部將菸草稅提高，與大菸草和大製藥公司的立場一致，希望你和子女能終生維持尼古丁成癮。你不需要任何進一步的動機擺脫尼古丁陷阱，倘若需要的話，拒絕把你辛苦賺來的錢交給稅務部和尼古丁的推動者是個不錯的選擇。誰想繳更多稅或減少可用的收入呢？

沒有錯覺

吸菸者會編造各種理由解釋為什麼抽菸。他們覺得抽菸看起來很酷、老練又迷人；他們認為香菸有助於社交；或者喜歡抽菸的儀式。當你使用顆粒、膠囊或外觀奇怪的電子煙裝置時，上述這些錯覺都會消失。

尼古丁成癮的人使用藥物跟吸海洛因的人往手臂注射毒品沒什麼不同。你以為海洛因成癮的人喜歡給自己注射嗎？大部分人都討厭打針，有的人看見針頭就會昏倒。海洛因成癮的人卻等不及把針頭插進自己的靜脈中。是因為他們期待嗨爆的感覺嗎？還是他們知道自己承受的恐慌及痛苦即將消失？老實說，他們根本不曉得其中區別。

觀察海洛因成癮者在毒品進入血液時的反應，並不是愉悅，而是一種解脫，跟脫掉過緊的鞋子是同等的感受，**並非好事的開始，而是壞事的終結**——儘管只維持很短的時間。就像小偷把自己偷走的一百英鎊中拿出十英鎊還給受害者，使受害者上當受騙，對他感激不盡。

海洛因成癮者不喜歡把針扎進自己手臂，他們只能透過那種方式獲取毒品。過程無須贅述，但從自己的身體尋找可注射的靜脈這件事，最終讓他們覺得很丟臉。所有藥物成癮者都有明顯的相似之處，但吸毒和抽菸之間有一個關鍵區別：海洛因成癮者知道注射的行為是為了得到海洛因，尼古丁成癮者卻認為自己抽菸是因為享受，抽電子煙的人也是同樣的想法。

抽菸引誘吸菸者上鉤的方式比海洛因還巧妙。吸菸者認為他們喜歡抽菸，是因為香菸似乎可以緩解他們正常生活中的空虛和不安全感。不抽菸的人不會承受這種痛苦，你尚未抽菸時也一樣。但由於他們對於「經歷正常」的標準日益下降，吸菸者會將尼古丁戒斷的空虛和不安全感視為「正常」，而隨著他們一步步踏進陷阱，他們對「正常」的標準也不斷調整，並未意識到他們正慢慢低於真正正常、健康的幸福水準。

等你戒菸後，你會驚訝抽菸或電子煙把你的正常標準拉得有多低，沒有尼古丁成癮的恐慌，你將一輩子感到更輕鬆、快樂和健康。

幾個世紀前，尼古丁成癮者透過用鼻子聞菸草的方式滿足自己。在西部荒野和棒球場上，他們把一塊菸草塞進臉頰和牙齦間，不斷吐出令人噁心的汁液。如果你曾試過咀嚼菸草，並不小心吞下去，你就知道吐口水的必要性。其味道就是純粹的毒品。

不要被錯覺迷惑，無論你是吸鼻菸、嚼菸草、抽香菸、使用口含菸、尼古丁棒、口嚼錠、尼古丁貼片或抽電子煙，任何汲取尼古丁的方法都無法產生愉悅感。這些行為都是為了讓尼古丁注入血液中，並讓你上癮。

增加劑量

上面我已談到重點，香菸替代品提供比香菸更高含量的尼古丁。此外，大多數為了戒菸而改抽電子煙的人也會繼續抽菸。他們會在能抽菸時抽，不能抽菸就抽電子煙。結果呢？他們攝取的尼古丁量比以前更多。

上癮的程度並未減弱，尼古丁行業還能賺雙倍的錢，根本是謀取暴利！

就連一般人都知道給藥物成癮的人大量讓他們成癮的藥物不可能幫助他們戒掉成

癮。然而政府和醫界在製造尼古丁貼片和口嚼錠的製藥公司慫恿下，已投入數百萬元開發越來越多此類產品，讓超級富有的製藥公司荷包裝得滿滿的，持續將尼古丁成癮者困在監獄裡。而大部分資金來自公共資金，由納稅人支付。

與此同時，越來越多尼古丁產品正尋找上市的方式，甚至沒偽裝有助於戒菸，而是做為香菸的永久替代品進行銷售。你真的想要香菸的永久替代品嗎？還是你想擺脫菸癮？

為什麼考慮使用替代品

「無論電子煙是否對吸菸者產生影響，至少電子煙能讓他們免於致癌煙霧的危害。」這是醫界推廣非燃燒的尼古丁產品所提出的主要論點之一。倘若你願意一輩子與菸癮共存，上述的介紹或許有些道理。但難道你閱讀本書的目的不是為了擺脫尼古丁的控制嗎？要讓大眾了解到電子煙的危害還需幾十年的時間。

然而，你心知肚明不是嗎？你不是笨蛋，你本能知道電子煙並非解決方案，不然你根本不會讀這本書。只要你對尼古丁成癮，就很容易再次重拾香菸。記住，任何人抽菸的目的都是為了汲取尼古丁。所以如果你渴望尼古丁，又有人提供你香菸，你覺得自己抵抗得了誘惑嗎？

有了輕鬆戒菸法，你無須抗拒誘惑。我們會幫助你藉由擺脫尼古丁的束縛來徹底消除誘惑。

另一個醫學論點是電子煙或其他尼古丁產品有助於降低菸癮，透過提供吸菸者一些物質補充尼古丁，讓你應付自己想抽菸的欲望。然後，當你認為自己已戒掉抽菸的習慣時，就會逐漸減少尼古丁含量，直到完全戒掉、不再想念為止。

但想當然耳，事情沒那麼簡單。若是如此，尼古丁貼片和口嚼錠將取得巨大成功，電子煙的數量也會減少。因為抽電子煙的人成功戒掉了菸癮，世界將擺脫香菸的束縛。顯然，這是一次慘痛的失敗。

電子煙不能治療尼古丁成癮，因為該產品是基於三個錯誤信念研發的：

1. 生理戒斷症狀很痛苦。
2. 抽菸、電子煙，或使用口嚼菸、香菸沾粉和口含菸是種習慣。
3. 人們不介意有菸癮。

生理的戒斷反應幾乎察覺不到；抽菸和使用其他尼古丁產品並非習慣，而是藥物成癮，沒有人希望對任何事物上癮。

了解成癮的美妙之處在於，雖然成癮能有效地吸引受害者，但實際上非常脆弱，而且容易擺脫……只要你知道方法。

對仍相信抽菸或電子煙帶來愉悅或精神支持的人來說，逐漸減少劑量是一場真正的抗爭。這與他們身心渴望的一切背道而馳。正如你所知，尼古丁成癮會讓你陷入惡性循環，因為你每抽一根菸都無法完全滿足前一根香菸產生的渴望，所以你會一直想增加劑量。

服用任何藥物的趨勢都是增加劑量，而非減少。

Chapter 11

抽菸的優勢

Chapter 12

抽電子煙，使用香菸沾粉、口嚼菸或口含菸的優勢

Chapter 13

抽菸為什麼會「嗨」？

菸草公司對香菸、電子煙、香菸沾粉、口嚼菸和口含菸有什麼看法，我們要怎麼形容那份愉悅感？

拿起你的菸盒或任何正在使用的尼古丁產品，仔細觀察菸盒，拿出你的智慧手機，我要你拍下一張印有「鬆弛劑的一種，可緩解壓力，作為控制卡路里的部分飲食，有助於減輕體重。」的照片——我很懷疑你會在菸盒包裝上看到任何這樣的標示。原諒我開了個玩笑，但這點很重要。

菸草公司受到廣告必須真實、誠實且正確的法律約束，除非他們能證明所言屬實，不然這些企業不能印上這樣的標語。

但不要輕易相信我的話，你可以親自打去任何菸草公司、電子煙或任何你購買的品牌詢問，表示你已年滿十八歲，想研究各種尼古丁產品，再來決定要抽菸、電子煙，看他們是否能幫你聯絡相關部門，並且討論他們公司的產品可以為沒菸癮的人提供什麼益處。

你覺得他們可能會說什麼？十之八九你會受到質疑，被告知他們不受理這種問題，或請你上他們的網站自行查詢。

你得到的回答肯定絕無僅有。一家規模如此龐大的公司，擁有雄厚的資金、營銷市場和資源，卻無法為即將在其高度成癮的產品上「投資」超過十萬英鎊的潛在客戶，騰出五分鐘時間回答問題。上述的描述對關於產品有何益處清楚地告訴你什麼？輕鬆戒菸中心正密切關注像JUUL這樣的企業，如果他們對尼古丁做出正向的聲明，我們將毫不猶豫地提起訴訟，並且贏得官司。

如何形容？

英語是一種豐富、深刻且變化多樣的語言，至今已發展好幾世紀，讓我們用此一事實來進一步探討。

如果你喝酒，有個詞彙來描述喝酒帶來的影響與所感知到的快樂。像是：微醺小醉、喝醉爛醉——諸如此類還有很多例子：吸食海洛因的人會說他們嗨到頭要爆了。吸食古柯鹼的人可能會感到飄飄欲仙。服用搖頭丸的人可能會說他們感覺興奮難耐。使用大麻的人則會說他們很「茫」、「嗨」或「鏘」。

所以，請記住上述詞彙——要描述抽菸或攝取任何形式的尼古丁得到的愉悅或興奮感，你會用什麼獨特的詞或片語表達？正如我先前提到的，一些參加我們研討會的患者表示他們在經過很長一段時間後抽菸時，會聽到「嗡嗡響」或覺得「很嗨」。然而，那其實不是「嗡嗡響」或「很嗨」的感覺，只是頭暈而已……是由進入你體內的藥物和大腦缺氧所引起的。你可以透過屏住呼吸三十秒或數十秒轉圈得到相同的感覺。

請勿按我說的嘗試，這麼做並不好玩，而且會讓你覺得不舒服。這個感覺不是「很嗨」，所以記住這一點：要描述抽菸或攝取任何形式的尼古丁得到的愉悅或興奮感，你會用什麼獨特的詞或片語表達？——**沒有這種詞彙！**

英語是一種豐富而變化多端的語言，光形容「雨勢」的詞彙就有十四種，卻沒有任何詞彙用來描述抽菸帶來的愉悅，這是為什麼？——因為根本不存在。

你有疑慮很正常，但請記住，英語完全沒有任何令人懷疑的地方。

練習

即便是錯覺，當然在你抽菸時，感覺變好就像錦上添花吧？是不是真的重要嗎？

請把雙手舉起來。當你手越舉越高，你會感到有點不舒服。現在我要你考慮兩個方案，請務必兩種選擇都想一遍，再決定選擇哪個方案。

方案一：你可以把手放下來。

方案二：請在接下來的十五分鐘雙手舉高，然後把手放下來，以獲得雙手放鬆的美好錯覺。請現在做出決定，你可以選擇直接把手放下，或舉直雙手保持十五分鐘。

（如果你不想做這個練習，並堅持認為至少美好的錯覺的比沒有好，那麼請你雙手舉高，這樣你會有點不舒服，繼續往下讀之前，請再堅持十四點五分鐘。）

當然，為了把手放下而舉高十五分鐘是沒有意義的……就像穿上過緊的鞋只為在脫掉時放鬆，既痛苦又毫無意義。

科學小知識：抽菸會提高多巴胺

吸菸者利用各種藉口和推理證明他們繼續抽菸或電子煙是合理的。他們尋找了為何可以享受尼古丁的科學證據，來解釋持續上癮（以及戒菸失敗）的原因。通常會牽扯到尼古丁提高多巴胺的理論——我稍後會談到。

如前所述，一些吸菸者宣稱，他們在一段時間不抽菸後會感覺頭暈或頭輕腳重，類似「很嗨」的感覺——但仔細想想，事實並非如此，對不對？你只是感到頭暈，原地旋轉十秒鐘也會得到同樣的感覺。即使是像我這樣菸癮很大的人，常常在當天抽第一根菸時有這種感覺；在大多數情況下，我會馬上出現糟糕的感覺。

請不要被接下來我要講的複雜理論嚇到了——要輕鬆戒菸，不需要了解尼古丁成癮在大腦的運作方式，就像學習開車，也不需要了解內燃機的運作方法。要看路，而不是引擎蓋裡面。讓自己融入方法中，你很快就能成為快樂的非吸菸者，且不再對尼古丁成癮。

有人聲稱抽菸有助於抵抗抑鬱和焦慮，但假如這個說法是真的，那吸菸者患有抑鬱和焦慮的人就會比不抽菸的人還少嗎？然而，研究顯示完全相反。他們比不抽菸的人更容易抑鬱和焦慮。遺憾的是，無疑有很大部分患有抑鬱和焦慮的人，因為誤認尼古丁有助於控制病情而抽菸——這都是洗腦惹的禍。

非洲有一個鮮為人知的部落認為，如果你在他們周圍用粉筆畫一個圈，他們將無法從圓圈出來。雖然沒有物理的障礙，但他們心念足以使他們受困。這一切都在他們的想像中，支持尼古丁成癮者繼續維持成癮的信念也是如此。**糾正那些信念是擺脫束縛和保持自由的關鍵**，更重要的是，這麼做感覺很棒。

不管出於什麼原因，如果你開始覺得自己想要或需要更多多巴胺，為什麼不只要聽一些美妙的音樂、擁抱你的孩子、伴侶或朋友、看一部有趣的電影、享受性愛或做一些運動呢？這些活動不只有趣，對產生多巴胺也有正面的功效。

回顧抽菸高峰期，我們無從得知尼古丁和其他藥物是如何影響大腦，但自此，我們卻了解了一個大腦的偉大功能——犒賞系統。

多巴胺：在大腦裡，多巴胺是一種神經傳導物質，由神經元（神經細胞）釋放的一種化學物質。犒賞系統在想獲得或加強犒賞之行為的動機成分扮演很重要的角色。你能想像攝取某種高度成癮的藥物，會破壞人類這種天然、本能的過程嗎？一開始造成身體不適的劑量似乎可以緩解，之後再攝取更多劑量會怎樣呢？

隨著越來越多人了解尼古丁影響多巴胺的方式，就輕鬆戒菸中心的每個職員而言，都是極大的安慰，他們幾十年來不懈地治癒世界各地的菸癮患者，科學證實了輕鬆戒菸法三十五多年來一直堅持的論點。

二〇一九年，尼古丁研究領域的世界先驅之一羅伯特．韋斯特（Robert West）教授公開表示：「尼古丁導致依核中的神經細胞釋放多巴胺，依核為大腦學習做事的一部分。

多巴胺的釋放告訴大腦注意目前吸菸者的狀況與正在從事的行為，並在下次發生同樣狀況時，進行同樣的處置。因此將抽菸的衝動和情況進行連結。」重要的是，羅伯特．韋斯特補充道：「重點在於，吸菸者不必為此感到開心或享受。」

人們第一次抽菸的體驗說難聽點是極不愉快，好一點頂多就是有點難受。為了理解這一點，吸菸者必須忽略他們抽第一根菸時，周圍環境引起的感受：來自同儕的壓力或讚美、叛逆感、想融入團體的欲望、時尚、老練或有男子氣概的感覺。這些都不是由尼古丁進入體內引起的，而是與環境及其掌控的狀況有關。

大部分人都記得他們第一根菸對身體的實際影響很不愉快，光這點就否定尼古丁最初進入體內和大腦會導致「愉悅」的概念。無論尼古丁首次進入人體對多巴胺含量帶來什麼影響，肯定不會是愉悅感。

事實上，大多數人剛抽菸時的感受都不怎麼好受，沒什麼好處，使他們相信自己絕對不會上癮。韋斯特教授完美地解釋吸菸者對抽菸等於愉悅有著根深蒂固的觀念。

觀點A

尼古丁戒斷是尼古丁成癮者抽第一根菸導致的結果，戒斷症狀會被下一根菸暫時「緩解」。大腦會下意識得出結論：「下一次有尼古丁戒斷反應時，就這麼辦！」換句話說，每次吸菸者點燃香菸都會加強該行為造成的尼古丁戒斷反應，即使下一根菸也會引起戒斷反應。

無論吸菸者處於快樂、專注、悲傷、壓力、放鬆、無聊或孤獨的情況下，都會同時經歷尼古丁戒斷症狀，之後的反應會是點燃香菸，因而感覺好多了，忘了一旦抽菸就會造成尼古丁戒斷反應永遠存在的事實。

難怪他們認為香菸有助於帶來愉悅或集中注意力，或者幫助他們處理悲傷和壓力，使他們放鬆，面對無聊或孤獨！這跟真正的愉悅或改善情緒無關。每當他們在上述情況下點燃香菸時，大腦都會下意識得出結論：「下一次發生這種情況時，就這麼辦！」

非吸菸者不需要面對尼古丁成癮造成任何身心靈的煩躁。他們不需要承受尼古丁中毒、尼古丁戒斷或尼古丁對多巴胺的非自然影響。

觀點B
吸菸者在點燃香菸時，都想重新獲得開始抽菸前那種日常生活的平靜與安寧。換句話說，吸菸者抽菸是為了回到抽菸前的生活。

在現場研討會上，一旦尼古丁成癮者了解觀點A和B後，我們會解釋無論尼古丁對多巴胺分泌量的影響有多大，實際上尼古丁成癮的反應極其溫和，吸菸者在使用其他方法戒菸時遭受的不適症狀來自心理掙扎。這種心理掙扎是由於吸菸者感到自己真正的愉悅或精神支柱被剝奪所引起的。

輕鬆戒菸法持續揭露抽菸的信念全源自於錯誤資訊、個人經驗與尼古丁成癮，包括抽菸有助於放鬆、社交、處理壓力、集中注意力、享受酒精、工作時間休息等等。然後吸菸者可以得出「抽菸沒有任何好處」的結論，因此抽菸毫無意義。這讓他們能應付尼古丁戒斷極其輕微的症狀，而不會因為覺得失去過去認為自己享受或從中受益的東西，產生不舒服的感覺。

這一點非常重要，因為這決定戒菸的人會在前幾週對任何平時習慣抽菸的契機產生新的反應。比方說，假如有人習慣在下午離開公司時抽一根菸，當時腦海可能會閃過抽菸的念頭，但有了輕鬆戒菸法，比起大腦自動喚醒記憶並感到失落，他們會增強自信，產生放鬆和自由的感覺。他們的大腦重新進行組織，不僅容易，且令人享受。

決策時間

是時候決定你真正想要什麼了。所有吸菸者都夢想有東西能代替香菸，可以在使用後帶來放鬆的效果，不會有健康惡化、花費驚人、被奴役、感到髒臭和損害名譽等壞處。**好消息！**當你戒掉香菸或電子煙並擺脫尼古丁束縛時，就會得到上述所提到的一切。非吸菸者一直享受這種放鬆感，從對尼古丁的渴望中解脫就會有這種感覺。非吸菸者不會對尼古丁產生渴望。你抽菸或電子煙的唯一理由就是想得到跟不抽菸的人一直以來同樣的感受。

為了過上不抽菸或電子煙的快樂生活，你確實需要克服兩個敵人，但都跟習慣無關，你也不用承受任何痛苦。其中一個敵人是你體內的小怪獸，它以尼古丁為食，飢餓時會發出抗議。小怪獸的抗議十分輕微，幾乎察覺不到。對付身體的戒斷反應不需要循序漸進。

小怪獸唯一的威脅是它會喚醒你腦內的大怪獸，將小怪獸的抗議誤認為「我想抽菸」。大怪獸會讓你產生對香菸的渴望，如果不能抽菸，就會感覺被剝奪且悲慘。持續餵養小怪獸，兩個敵人的性命都會延長。

替代品

任何用來代替抽菸的東西都會延續你戒菸時有所犧牲的錯覺。

甜點、巧克力和一般口香糖是人們戒菸時常用的替代品。每當產生對尼古丁的渴望時，他們就會吃甜點、巧克力或口香糖代替香菸。這只是跳過問題，而非解決。身體缺少尼古丁的戒斷反應導致的空虛和不安全感如同飢餓感，但食物並不能緩解這種感覺。吃東西或許能讓你稍微拋開抽菸的念頭，但不會消除犧牲的感覺。只要大怪獸仍在你腦中存活，你就永遠沒辦法擺脫對抽菸的渴望。你應該避免使用替代品，即使是不含尼古丁且看似無害的產品也一樣。使用這些東西會產生並延續被剝奪感，很容易變成渴望。

Chapter 14

擔心戒菸會讓體重增加？

你可能聽過抽菸有助於減重的理論，擔心戒菸會增加體重。正如先前所述，你完全不用擔心。抽菸會影響體重的概念是一種迷思。輕鬆戒菸法會教你如何戒菸且完全不會增重。我想花一些時間回顧重點，並進一步討論這個重要議題。

矛盾的證據

抽菸會變瘦的迷思，是來自於靠意志力戒菸的人發現體重增加的說法，他們自然而然會假設香菸能維持體態苗條。這樣的人有很多，記住，靠意志力戒菸的人喜歡將自己的掙扎公告天下。

我們從毫無副作用戒菸成功的人那裡聽到的說法卻少之又少。其實有很多戒菸後體重減輕的例子，足以讓人們對抽菸會使人體態苗條的理論產生極大的懷疑。也有很多體重超重的吸菸者會質疑該理論的真實性。

以前我會開玩笑：「我沒有超重，只是比本來該有的身高矮六吋而已。」過去我菸癮很重的時候，同時是個重型壯漢，體重一直超重三十磅。

抽菸沒有讓我變瘦，但每當我嘗試戒菸時，體重總會在不知不覺間增加……但有一個明顯的例外。當我徹底戒菸後，情況反倒往反方向發展。我在戒掉最後一根菸後的六個月內瘦了三十磅。

那麼我們應該相信哪方說詞？抽菸會導致體重增加還是有助於減重？現在就讓我們揭開迷思，看清楚事實真相。

飢餓 vs 尼古丁戒斷

上一章的結尾我提到尼古丁離開體內產生的空虛和不安全感與飢餓感差不多。這種感覺十分輕微，幾乎察覺不到，但確實會觸發自然反應。飢餓時，你的身體會要求你做出補充食物的回應；出現尼古丁戒斷時，小怪獸會要求你餵食尼古丁。

這兩種感覺一樣，來源卻截然不同。一個是天生的求生本能，另一個則是藥物成癮的後果。更重要的是，你不能透過用尼古丁替代食物來滿足渴望，反之亦然。

抽菸無法滿足飢餓感，食物不能消除對尼古丁的渴望。

如果汽車過熱，可能是引擎機油存量低或冷卻系統水不夠。假使你把水加到機油裡或用油補滿冷卻液，也無法解決問題，還會造成機械損壞。靠意志力戒菸的人將對尼古丁的渴望當作飢餓感，試圖用食物滿足它或者轉移注意力。

他們用垃圾食物代替香菸，口香糖和甜點是常見的選擇，當然，這些東西甚至無法滿足飢餓感，更別說對尼古丁的渴望了。因此，他們會轉向更豐盛的食物，拚命滿足永遠吃不飽的感覺。

靠意志力戒菸會延續有所犧牲的迷思，所以當你靠意志力戒菸時，你的身體和大腦總會期待得到犒賞。如果你把蛋糕、餅乾和巧克力棒或吃漢堡、薯條和其他垃圾食物當作犒賞，你會為了解決被剝奪的感覺而攝取過量。這就是靠意志力戒菸的人體重增加的原因，但因為抽菸會使人減重的迷思，你把體重增加歸咎於「不抽」香菸所致。

使用輕鬆戒菸法，就不會有「放棄」任何東西的感覺出現，只會得到驚人的收穫。心理層面也不會有想得到犒賞的需求。

為什麼有吸菸者體重減輕？

混淆了飢餓感和渴望尼古丁也可以解釋為什麼有些吸菸者的確變瘦了。因為他們在飢餓時抽菸，而不是補充食物。早上醒來第一件事，不管是否抽菸都會本能地緩解一些需求。我們會解尿、喝水解渴，非吸菸者還會減輕他們的飢餓感；然而，吸菸者更可能抽一根菸。

隨著飢餓感加劇，吸菸者持續把對食物的需求與渴望尼古丁混淆，因此抽越多菸。然而，大多數吸菸者戒菸時問題正好相反。當他們感覺到對尼古丁的渴望，就會吃東西。當然，吃東西無法滿足小怪獸，抽菸也一樣（沒辦法徹底滿足），因為身體對藥物產生了耐受性，你一生都會伴隨著類似飢餓的感覺，並傾向通過飲食和抽菸來滿足這種感覺。

當抽菸的時機受到限制時，正如今日的限制越來越多，吸菸者會轉向補充食物。這完全是無意識的選擇，他們本能會對類似飢餓的感覺做出反應。如果可以抽菸就抽，但如果不能抽菸，他們會選擇下一個可用的選項。

如果抽菸真的有助於減重，估計大多數重度吸菸者都會體態苗條。事實上，大多數重度吸菸者都有體重過重的問題。

什麼是飢餓？

在我們先前討論過的生存工具包中，飢餓屬於至關重要且很靈活的一部分，它的運轉原理類似汽車的油量表。當你身體所需的養分不足時，它會向你的大腦發送一個信號，使你的胃部感到空虛，大腦會做出尋找食物的反應。

當汽車的油量表接近底部時，你會怎麼做？把車開到最近的湖或河邊，用水補滿油箱？還是把車開到建築公司用砂石裝滿油箱？當然不是啦！你在下一個加油站停下來，加滿正確類型的汽油。

你身體所需的營養跟燃料一樣明確。當它發出飢餓的信號時，並非要求把任何廢物強行引入消化系統；而是要求你身體所需的特定維生素、礦物質、纖維、蛋白質和碳水化合物等，以保持健康和強壯的體態。用垃圾食品應對飢餓將無法滿足身體的需求，你會持續進食，然後增加體重。

你可以通過閱讀亞倫・卡爾的《輕鬆減重法》（The Easy Way to Lose Weight，暫譯）和《1000 萬人都說有效的糖質戒斷法》（Good Sugar Bad Sugar）了解更多關於飢餓以及如何在不節食和感覺被剝奪的情況下達到理想體重的資訊。

科學蒙蔽雙眼

正如大部分的抽菸迷思，所謂的專家加深了抽菸能使體態苗條的印象，他們把幾個遭到曲解的科學事實帶入該理論中。一是抽菸會加速新陳代謝，這代表脂肪燃燒的速度會變快。這樣的話，他們要怎麼解釋為什麼大多數重度吸菸者體重超重，而使用輕鬆戒菸法的人體重往往會下降呢？當然，若是他們的新陳代謝明顯地變慢，體重該增加才是。

另一個理論是抽菸會抑制食慾，換句話說，它會減少你吃東西的欲望。該理論是基於三個事實：

1. 很多戒菸的人吃得更多且體重增加，這是由於靠意志力戒菸會讓人們產生被剝奪感，並試圖透過暴飲暴食代替香菸。
2. 抽菸可減輕戒斷的痛苦。這是任何人抽菸的唯一原因——緩解尼古丁戒斷帶來的痛苦。但抽菸只能緩解尼古丁戒斷症狀，而且只能稍微緩解。渴望尼古丁和飢餓的混淆使吸菸者把對尼古丁的渴望錯認為是飢餓感，如果他們抽了菸，尼古丁戒斷的稍微緩解會讓他們誤以為是香菸減輕了飢餓感。
3. 飢餓感時有時無。不抽菸的人知道不是每次感到飢餓時都非進食不可。飢餓感極其輕微，只要忽略就會在短時間內消退。然而，如果吸菸者感到飢餓並抽菸，等飢餓感消退時，他們就會認為是抽菸所致。事實上，這種感覺不管怎樣都會消退。他們不知道不抽菸的人也會經歷相同的感受。

當真相擺在面前時，總會有所謂的專家出面提出複雜的理論——如果你在戒菸時用食物代替尼古丁，**體重將會增加**。

但使用輕鬆戒菸法，將不會發生這種情形。在你開始戒菸後幾天，小怪獸會持續發出抗議。這種感覺十分輕微，幾乎察覺不到，但倘若你覺得自己有所犧牲，就會產生被剝奪和痛苦的感覺。有了輕鬆戒菸法，抽完最後一根菸後，你會很清楚自己沒有犧牲任何東西。反而會獲得了不起的收穫。因此，你可以對小怪獸的消亡感到欣喜萬分，而且不需要任何替代品。覺得難以置信？讓我們拭目以待。

戒菸可以達到理想體重

決定一個人減重或增胖需考慮兩個因素。其一是飲食；另一個則是運動。如果你吸收的卡路里多於燃燒的量，體重就會增加；消耗的比吸收多，就能達到減重的效果。

某些因素會影響你的消耗量和燃燒量，抽菸就是其中之一。飢餓和尼古丁渴望混淆使一些吸菸者吃得更多，其他人則吃得較少。吸菸者的健康被影響所以不太適合運動。運動其中一個可以期待的收穫就是變得有活力和健康，吸菸者往往會迴避運動，因為他們發現即使是最基本的鍛鍊，也會讓他們喘不過氣來。害怕不安和缺乏信心也讓他們離開運動的環境。他們退到監獄的保護傘下，藉由抽更多菸來安慰自己。這就是很多吸菸者體重超重的原因。

輕鬆戒菸法的一個重點在於：不要因為戒菸而改變生活方式，稍後我會解釋原因。但當你戒菸時，你可能會更傾向定期鍛鍊，因為你有了活力和信心。運動會讓腎上腺素飆升，使你產生舒暢的感覺。這是能真正讓人感到快樂最好的興奮劑！

如果你身體狀況不佳，請放慢步調，不要太勉強自己。沒必要急於一時，你還有一整個人生要過呢！一旦解決抽菸問題，你就會有更多信心和活力，能更好地解決其他問題，例如超重。

如果你還在靠抽菸減重，是時候拋棄這個策略了。目前為止你成功減重不是因為抽菸，只是你剛好處於抽菸狀態。若是持續相信抽菸能帶來好處，更有可能使你發胖，要麼你會感到混淆然後繼續抽菸，要麼就是在戒菸後感到被剝奪然後暴飲暴食代替抽菸。不要讓你的信念成為阻止你奔向自由的白色粉筆圈。

最後證明

如果你仍然不相信所謂的專家會出錯，請捫心自問：為什麼沒有減肥香菸這種產品問世？倘若大菸草公司有確鑿的證據證明香菸可以減重，難道你不認為他們會在屋頂吶喊，並推出專門針對節食者的香菸品牌嗎？那為什麼不這麼做呢？原因很簡單，因為：

抽菸無助於減肥或控制體重。

若是如此，製造商將毫不諱言。沒人能阻止他們。他們反倒利用名人促銷和置入性商品進行暗示！這是假的！不要再被他們的謊言欺騙。

Chapter 15
吸菸者都是一個樣

成癮性格的迷思助長了一些吸菸者比其他人更容易落入尼古丁陷阱的信念。因此，讓我們確定你是哪種類型的吸菸者，以及你該怎麼做。

女性吸菸者

菸草公司不主張香菸有助於維持苗條體態是因為這件事並非事實，他們辦不到。儘管廣告存在種種弊端，但仍必須包含些許真相。他們只能透過將產品交給身條苗條的電影明星、模特兒和其他女性偶像代言延續這個迷思。遺憾的是，該營銷策略是成功的。

不久前，女性吸菸者還非常稀少，但現在很多國家的女性抽菸的人數已超越了男性。

你可以把這個現象歸咎於社會結構的改變，女性擁抱很多男性的行為。性別規範的想法很快就過時了，所以或許你覺得女性抽菸人數跟男性一樣多很正常。但這就表示，在過去，很多男性吸菸者的老婆或女朋友希望自己也能抽菸。事實上，過去男性常偷偷抽菸，因為他們的妻子與女朋友不斷要求他們戒菸。他們將抽菸視為髒臭、令人作嘔的事情，不斷吞噬他們的家庭收入，害怕因而成為寡婦。很簡單，女性不抽菸是因為過於理智！

那為什麼現在抽菸的男性數量越來越少，女性抽菸的統計數據卻如所見的飆升？很簡單，整個菸草業同心協力吸引女性。早在一九七〇年代，男性抽菸的比例約為女性的兩倍。對於像大菸草這樣的行業來說，產品被社會的一部分所排斥會成為一個潛在的市場。因此，大菸草開始讓一些產品更加女性化。薄荷味、更優雅的包裝、較細的香菸和抽菸會瘦身並有助於緩解壓力的謠言比比皆是。甚至還推出女性取向的品牌，叫做「Slims」。

現代女性的生活方式越來越苛刻，全職工作與母職結合，而且在很多情況下，女性仍負責做晚餐、為孩子準備午餐、燙襯衫並打掃家裡。她們被洗腦認為抽菸能紓壓並維持苗條身材，難怪只要有五分鐘的閒暇就會抽菸！那女性會更容易受到尼古丁陷阱的影響嗎？沒這回事。一切都源自於大菸草公司強烈地吸引女性顧客，以延續引誘我們掉進陷阱的迷思，並束縛我們，直到找到逃脫的關鍵。

關鍵在於看穿錯覺並了解真實情況：抽菸無法緩解壓力，或提供任何形式的精神支柱；它也沒辦法抑制食慾，使你維持苗條的身材。事實就跟女性自己落入陷阱前告訴她們抽菸的丈夫一樣：——**抽菸毫無益處**。

犧牲的母親

我在上段提到了母職，因而帶出關於女性獨有的具體問題——抽菸和懷孕。眾所皆知，懷孕期間抽菸會傷害嬰兒，一些女性很幸運，自然而然地改變飲食習慣，讓母體和未出生的孩子都能從中受益，也消除她們在懷孕時抽菸的欲望，這是人體這具不可思議的機器持續運作保護我們的另一個例子。

然而，其他女性就沒有那麼幸運了，她們有意識地戒菸但失敗了。整個懷孕期間都會感到內疚，即使嬰兒出生時很健康，她們仍會一生都懷有內疚感。使年輕女性沉迷於尼古丁，然後讓她們因為懷孕期間沒能戒菸而覺得內疚，是這個社會更虛偽的可恥行徑之一。即使準媽媽成功戒菸，通常也只在孕期，有的人在剪斷臍帶那一刻便開始抽菸！

你能想像原因：生產順利、母嬰平安，焦慮的情緒消散，痛苦和折磨被瞬間遺忘，媽媽的情緒也從疲憊轉為興高采烈，兩個強烈的情緒碰撞會觸發大怪獸下達指令：「我得抽根菸。」此外，經過幾個月抵抗香菸的誘惑，且經過分娩的折磨，媽媽們會認為自己應該抽根菸當作犒賞（誰可以跟她說這樣不行！）

一些新手媽媽會抗拒最初的衝動，後來卻放棄掙扎。遺憾的是，很少有女性會因為懷了孩子而永久戒菸。責任不在她們身上，菸癮不會管妳是不是懷有身孕。

對懷孕期間戒菸的女性來說，最主要的問題是她們戒菸並非為了自己，而是為了寶寶。如果你戒菸是為了別人，你就會相信自己是在犧牲，因而產生被剝奪感。**你戒菸應該要出於純粹的自私，你要更享受不抽菸的生活——你沒有「放棄」任何東西，你將很開心獲得自由。**

很多醫生出於好意，建議孕期的女性倘若無法戒菸，應試圖盡量減少吸菸。一般人容易覺得較少毒物的傷害總比大量攝取好。這個想法似乎很合理，但稍微減少菸量實際上比完全戒菸還難。

母親和嬰兒不會在幾天後擺脫尼古丁戒斷，而是整整九個月都受其影響。與此同時，母親的腦海也會產生她有所犧牲的錯覺，每抽一根菸都十分珍貴。一旦孩子出生後，繼續剝奪自己的動力就消失了，正如節食達到目標體重後，她開始暴飲暴食「犒賞」自己。遺憾的是，由於減低抽菸量，許多年輕母親分娩後的菸癮比懷孕前更重，少數幸運的人會在一得知懷孕後便立即戒菸。

吸菸者都有共同的信念，那就是越少抽菸越好。這是個迷思，我之後會解釋，但相信這件事其實就代表沒有人喜歡抽菸。

先前我已經解釋為什麼所有成癮都是傾向增加，而非減少。隨著你身體對毒素產生耐受性提高，你需要更大劑量的藥物才能獲得相同的效果。只有外在限制的因素，例如金錢和機會，才能避免你成為重度吸菸者。

然而，沒人打算成為重度吸菸者，我們都認為自己有辦法控制尼古丁的攝取量，只在想抽菸時抽。我們沒意識到的是，菸癮會讓你一直想抽菸，至少剛落入陷阱時是如此。

尼古丁離開身體造成的空虛和不安全感，正是讓你繼續抽下一根菸的原因，雖然會讓你有解脫的錯覺，只能維持短暫的時間並非完全緩解。

這種感覺在你熄滅香菸後很快就會回來——小怪獸開始抗議要你餵食，大怪獸則會立即要你答應請求。減少抽菸會加深我們對每根香菸的重視，並降低戒菸的欲望。

因此，任何限制自己抽菸量的人都在與他們的菸癮對抗，感覺自己正在犧牲。重度吸菸者想抽多少菸就抽多少，但他們會羨慕其他抽菸量比他們少的人。很奇怪，不是嗎？

練習：兩個問題

請仔細思考一下。

在決定你想成為何種類型的吸菸者或尼古丁成癮者前，你需要問自己兩個問題：

1. 如果你有辦法選擇自己理想的菸量，你會抽多少香菸或電子煙？
2. 決定好多久抽一根菸後，下一個問題是：為什麼你現在不抽那樣的量？

沒有人強迫你抽菸、電子煙，或使用口含菸、嚼菸。從菸盒抽出香菸、攝入尼古丁的只有你。如果你想少抽點菸，誰會阻止你？

吸菸者會羨慕那些菸量比他們少的人，因為他們覺得那些人這麼做是兩全其美，他們既得到愉悅或精神上的支持，又好像並未受到抽菸束縛。簡而言之，他們似乎能控制自己抽菸。

事實上，這兩種信念都是錯的。抽菸不會帶來任何愉悅或精神上的支持，輕度吸菸者在尼古丁陷阱中承受的痛苦不亞於重度吸菸者。事實上，他們承受的痛苦更劇烈，因為他們一直在跟多抽菸的衝動對抗，使用電子煙的人也一樣。

任何試圖減少菸量的人都知道靠意志力限制只在短時間內有用。

當你受到禁菸等因素而限制抽菸時，很容易戒掉欲望，因為抽菸不是選項。就像學生進入考場一樣，當你知道不能抽菸後，大怪獸就不會打擾你。只有當你可以抽菸卻試圖阻止自己時，大怪獸才會折磨你。

有些已戒菸者會再次落入陷阱，因為他們過於自信，認為自己可以「只抽一根菸」而不會染上菸癮。他們仍然相信自己做出了犧牲，覺得他們應該得到犒賞，也認為自己可以控制抽菸。這跟讓吸菸者剛開始抽菸上癮的錯覺沒兩樣，即使你覺得自己有充分的理由抽菸，但如果你知道自己將終生抽菸，就不會點燃香菸。

你要清楚：

沒有「只抽一根菸」這種事。

如果你抽了菸，還有什麼能阻止你一根接一根的抽？這跟你菸癮多嚴重無關……

下一根菸可能會是害死你的元兇；抽完一根菸總還有下一根。

大麻的簡介

先向許多在任何情況下從未／永遠不碰觸違禁藥物的讀者說聲抱歉——請逕自跳過這部分，特別是你對這個主題感到反感。但我不會為討論這件事道歉，純粹因為這是許多吸菸者會遇到的問題。

在我們遍佈全球的戒菸中心，客戶經常（態度含蓄的）詢問我們戒菸時是否要停止「呼麻」，也就是大麻。事先聲明，我們不鼓勵、支持或推薦使用任何違禁藥物，但吸菸者應避免將藥物與尼古丁混用（那比較是歐洲的作法而非美國）。一旦戒菸後，他們完全能繼續服用其他藥物，使用菸斗、碗或熱封刀，而不是將其跟菸草混合。

這個建議有三個重點：

1. 從健康的角度看來，找一個不會激發更多毒素的方式使用該藥物更好，例如，加在茶中。

2. 絕不要過度自信你有「呼」純大麻菸的選擇自由。有可能在未來某一時刻，你偶爾在社交場合分享含有菸草的大麻。如果你這麼做，很快就會再次抽菸。我保證！不要這麼做！

3. 不要把大麻當替代品。如果你試圖用純大麻替代香菸，就會失去工作、伴侶、房子和整個人生目標，這樣的生活似乎很無憂無慮——我完全是開玩笑的，但請不要因此略過這個警告：任何類型的替代品，更不用說含有上述藥物，都會讓你再度抽菸。

我們位於倫敦的戒菸中心有為大麻、古柯鹼和許多其他毒品成癮的患者提供一對一的治療，以及透過現場影像鏈接到世界各地的線上治療課程。我們首先會要求前來求援的人將藥物和香菸分開（假如尼古丁和吸毒行為參雜在一起）。只有這樣，我們才能應付有問題的藥物。

關於抽社交菸的真相

交際菸者給人一種掌控一切的印象，不希望世人知道他們是可悲的奴隸。只要吸菸者願意擺脫鴕鳥心態，大聲宣告他們對抽菸的厭惡，香菸很快就會消失殆盡。都是因為其他人享受抽菸的錯覺才讓戒菸變得困難。

我們沒理由羨慕交際菸者能限制抽菸量，靜下心來想這句話：你是真的很羨慕他們**不會抽很多菸**。一些剛抽菸的人很幸運，他們沒有染上菸癮。運氣差的人就會染上菸癮，無論如何你都一無所獲。這會讓你納悶為什麼有人會想抽菸……除非你相信還有第三種選擇，一個美好的中間地帶，既能抽菸，又不會染上菸癮。

成為快樂的交際菸者，是愚弄任何相信「只抽一根菸」的人的錯覺。如果你想成為這種類型的吸菸者，讓我問你一個問題：為什麼你至今沒有成功呢？如果你說自己是，又為什麼讀這本書呢？讓我們徹底看穿交際菸者的錯覺。

如果我說我有辦法解決這個問題，你這輩子可以一天只抽兩根菸，你會照做嗎？更甚者，假設你可以控制自己的菸量，在真正想抽的時候抽，這個結果很令人興奮，不是嗎？**但你已經在做了！**有人強迫你抽菸嗎？你抽的每一根菸都是自己要抽的，即使你的大腦有一部分希望你不要抽。

如果你的願望是每天只抽兩根菸，你也會就此滿足的話，那你完全可以辦到，誰會阻止你？但事實上，為什麼你現在沒有一天只抽兩根菸？難道一天兩根菸沒辦法讓你開心嗎？你當然不會開心，其他吸菸者也一樣。

當然，有很多人會限制自己一天只能抽兩根菸。他們看起來好像控制得宜，因為他們非常努力留給人們這種印象，正如他們極其努力限制自己的菸量……日復一日……就這麼過一輩子。記住下列三個因素：

1. 抽菸的趨勢是增加，而非減少。
2. 吸菸者都希望自己不曾抽菸。
3. 吸菸者都自欺欺人。

亞倫．卡爾的個案紀錄：你會羨慕一天五根菸的人嗎？

有個人在深夜打電話給我，迫切想盡快見到我。他的第一句話是：「卡爾先生，我想在死前戒菸。」他說他已經因為抽菸失去一條腿，現在還罹患喉癌，醫生告知他如果再不戒菸，就只剩下幾個月的時間。他說他沒辦法說戒就戒，所以慢慢漸少菸量。他已經從一天四十根減少到一天五根，但不能再減了。我告訴他隨時想抽菸就抽，這幾天空出時間來找我。

男人在電話那頭哭了出來，他說他這一年耗盡了意志力，痛苦地從一天四十根菸減到一天五根，讓他身心俱疲。他每天無時無刻不在等待短短幾分鐘的緩刑，那時候他就可以享受五根香菸中的一根。我為他預約下一次會面。

恐懼讓吸菸者上癮，而當他們身體已受到殘害時，他們就會更害怕。減少菸量會讓你緊張，因為你必須等待下次抽菸的時機，這樣會讓每根菸看起來更珍貴，以增加愉悅的錯覺。這一切都會加劇恐慌和恐懼，也是溝通的最大障礙之一。

我總共經過兩次諮商時間才讓這個人敞開心房，理解尼古丁陷阱並通往自由。對他來說，關鍵之一就是不再被藥物控制的喜悅。當他一天抽四十根菸時，他甚至沒有意識到自己在抽菸，但一天減至五根菸，他每天的生活都被香菸所支配。日復一日，簡直就是種折磨。

在打電話給我前，他去見了主治醫生，他給他開了口嚼錠，裡面含有他非常渴望的藥物。如果你想像一個軟弱的男人哭紅雙眼，可以拋開這個畫面了。他是一個退伍老兵，十分鐵石心腸，但菸癮完全將他打敗。幾分鐘前，你可能會漫不經心地羨慕他，甚至想成為一天抽五根菸的人。沒必要羨慕他。

所有吸菸者都害怕他們會害死自己，但他們告訴自己絕對不會發生這種事。他們把頭埋在沙子裡，每年有上百萬的人因為發現抽菸害自己生病而產生創傷，沒有人認為這會發生在自己身上。

令人驚訝的是，吸菸者會買類似樂透的彩券而期望中獎。目前英國樂透彩中獎的機率是一點四億分之一，是一億四千萬分之一的機會！他們為什麼要買樂透？思考的過程是：「有人會中獎──**那個人可能是我！**」但告訴吸菸者有二分之一的機會抽菸會讓他們提早十、二十或三十年死亡，他們會怎麼想？

──**不會是我啦！**

想想看這個問題。一點四億分之一的機率成為億萬富翁，我們不但會買票，還會不斷祈禱好運，懷著興奮、期待和盼望的心情檢查中獎結果。然而，抽菸致死的機會是二分之一，我們又是怎麼想的？「不會是我啦。」你能看出其中弔詭的地方嗎？

舉這個例子不是為了讓你擔心，也不是要嚇你，只是想確定你已經開始認清抽菸陷阱的本質，以及一旦擺脫菸癮，你就能享受所有令人驚訝且美好的驚喜，再也不用擔心這些事情。

如果你邊讀這本書，邊擔心自己可能「已經造成所有傷害」，請不用擔心。目前已知的任何疾病和症狀中，戒菸都會有大程度改善的。

亞倫．卡爾的個案紀錄：有罪的律師

關抽菸的迷思力量如此強大，以至於在雙親死於肺癌後，一個擁有高學歷的人仍然開始抽菸。一名女律師打來堅持付費參加私人諮商。自從父母去世後，她已經抽了十二年的菸，但發誓每天不會超過兩根菸，因為她怕自己也會罹患肺癌。

大多數吸菸者會覺得一天只抽兩根菸簡直是夢想成真，這是迷思的一部分，我們認為交際菸者能控制自己。認識這位女律師的人會覺得她是個有自制力的人，得以快樂的抽菸。在他們面前，她不會哭或顯現自己的恐懼。正如所有吸菸者一樣，她也覺得無助，用極具說服力的態度掩飾自己的缺陷。事實上，她活在噩夢當中。

十二年來，她一直渴望尼古丁，但罹癌的恐懼給予她強勁的意志力和紀律，以抵抗這種渴望，除了每天抽那兩根菸的二十分鐘。她討厭自己抽菸，但因為怕丟臉，所以隱藏自己討厭抽菸的事實。雖然其他吸菸者羨慕她明顯的自制力，她卻一直跟自己的菸癮抗爭。

這位女律師表面隨心所欲的抽菸，但內心完全被恐懼控制。她就是沒辦法完全戒掉菸癮，她強加在自己身上的限制就是最大的障礙。她越少抽菸，越不可能罹癌，香菸對她來說就越顯珍貴。因此，戒菸的動力也隨之減弱，對於被剝奪的恐懼增加，讓她根本戒不掉菸。只有當她明白一天兩根菸對她來說毫無意義，她才能徹底戒菸。

尼古丁設下的陷阱沒有退路，你抽得菸越多，你就越想抽菸。你抽得菸越少，你也會越想抽菸。就像把某個人綁起來，只要稍微動一下，脖子上的繩索就會勒得更緊。

偶爾吸菸者

但那些偶爾抽根菸，看起來既冷靜又放鬆，實在看不出來承受著痛苦的人呢？我說的是那些可以好幾天不抽菸，只偶爾抽一根菸的人。在其他人眼中，這些幸運的傢伙真的能夠控制自己的菸癮，似乎不受菸癮影響。真相大不相同，你可以透過問一個問題揭開其面紗：**有什麼意義？**

如果他們覺得偶爾抽一根菸能帶來愉悅或精神上的支持，為什麼要中間要隔這麼久時間？若非如此，那又何必抽菸？

假如你菸癮很重，羨慕偶爾抽一根菸的人，那你是否嘗試戒到一天抽一、兩根菸？如果有，你有什麼感覺？每當我問重度吸菸者這個問題時，他們的回答都是感覺身在地獄之類的話。

連續幾週不抽菸的人甚至不會產生抽菸會帶來愉悅或精神支持的錯覺，他們只是透過抽菸融入群體當中。所有人都是這樣開始抽菸的，確信自己絕對不會上癮。他們就像在豬籠草籠口上方盤旋的蒼蠅。

如果你覺得只要偶爾抽一根菸聽起來很吸引人，那完全不抽菸不是更好嗎？所有限制自己菸量的吸菸者都為自己帶來嚴重的困擾：

1. 他們讓自己的身體持續對尼古丁成癮，使他們的大腦渴望香菸。
2. 他們浪費時間等待下一次抽菸的時刻。
3. 比起想抽菸就抽菸，在大部分時間都能稍微減輕渴望，他們會強迫自己忍受持續的精神壓力和衝突。
4. 他們會強化抽菸讓人享受的錯覺。

減少尼古丁會增加愉悅的錯覺是因為你渴望尼古丁的時間越長，緩解渴望的感覺就越美妙。你可能會問：「那有什麼不好？」因為那並非真正的愉悅，只是緩解不適，就像脫掉過緊的鞋一樣。你增加愉悅的唯一方法就是使不適加深。

沒有人喜歡這種不適感，偶爾抽菸的人必須比其他吸菸者忍受更長時間，很少人能一直維持這種偶爾抽菸的生活，菸癮會讓你心癢難耐，不想忍受，變得抽越來越多菸。

偶爾抽菸是一種可怕的奴役模式，你不斷靠意志力限制自己的抽菸量，並不斷想著是否要抽菸。你頭腦要清楚一點：

不是你控制抽菸；而是抽菸在控制你。

大部分吸菸者從經驗中得知，減少菸量不能幫助戒菸。反之，這麼做通常會加重菸癮。直接戒菸更容易逃脫陷阱，根本不需要折衷的辦法。即使你之後都改抽電子煙，但如果你可以終生擺脫這個髒臭的噩夢，何必多此一舉？

反覆戒菸者

交際菸者和偶爾抽菸的人會陷入兩難：他們既不能想抽菸就抽菸，也無法完全擺脫菸癮，一直反覆戒菸的人也面臨同樣的情況。

重度吸菸者同樣羨慕這種類型的吸菸者，因為他們似乎能控制自己的菸量，跟偶爾抽菸的人一樣。因為不想顯得愚蠢，他們助長了抽菸的迷思，但那當然是騙人的。

想想看，如果這些人真的享受抽菸的樂趣，那為什麼一直戒菸？如果他們不喜歡抽菸，又為什麼要重拾香菸？答案很明顯，他們既不喜歡抽菸，也沒辦法不抽菸，多悲慘呀！像是陷入某種煉獄，不斷經歷戒菸的創傷和重拾香菸的痛苦和自我厭惡。

你若想今後都過著不抽菸的快樂生活，首先要有正確的心態。如果你覺得自己有所犧牲，就會永遠覺得被剝奪。如果你把抽一口菸視為一種享受或精神支柱，那你一輩子都將處於脆弱的狀態。

輕鬆戒菸法透過幫助你消除任何抽菸欲望，讓你可以輕鬆地徹底且永久戒菸。這不代表你可以偶爾抽一根菸，再使用這個方法戒菸。如果你有「只抽一根菸」的欲望，那大怪獸就還存活在你體內，你沒有消除洗腦的效果，對抽菸仍存在迷思。

我們的使命是打消想再抽一口菸的欲望，因為如果你想抽一口，就會想再抽好幾口。即使你抵抗得了抽一口菸的誘惑，只是內心存有欲望，你也沒辦法當個快樂的非吸菸者。最後，當你耗光意志力，就會結束不抽菸的悲慘生活，變成更加悲慘的吸菸者。

而最痛苦則是那群偷偷抽菸的人。

偷吸菸者

偷吸菸者甚至不能假裝自己喜歡抽菸。他們會在沒人發現的情況下，偷偷摸摸地抽菸，然後試圖用薄荷、空氣清新劑和其他不怎麼有效的手段去除菸味。他們只是在欺騙自己。

這是否敲響了警鐘？你告訴自己的親人要戒菸，卻開始撒謊掩蓋事實。違背諾言已經夠糟糕的了，但通過撒謊使情況惡化是最要不得的。

倘若你公然抽菸，至少可以承認抽菸是因為喜歡。如果只是偷偷的抽菸，就必須承認自己是受尼古丁奴役的可悲奴隸。偷偷抽菸的人一輩子都會鄙視自己，個性正直的人發現自己說謊是為了掩飾丟臉的行徑。他們甚至會開始相信自己的謊言，儘管跡象很明顯：他們的指縫、嘴唇和牙齒污黃，口氣、衣服和頭髮都染上菸味。

這就是菸癮的作用，當你盡最大的努力減少菸量或戒菸，仍會無助地重拾香菸，困惑、絕望和羞恥心使你成為一個騙子。但儘管你對親人和自己說謊，但在內心深處，你仍敏銳地意識到痛苦的真相：你是尼古丁的奴隸，一個可悲的菸癮者。

所有吸菸者都一樣。

不管你認為自己是哪種類型的吸菸者，所有吸菸者都有基本的共通點：他們都希望自己從來不抽菸。你沒有理由羨慕他人，所有人都是試圖逃離陷阱的受害者，而你做得很好。

每種類型的吸菸者都希望在清晨醒來時，處於你就快到達的位置——自由。

Chapter 16

關於戒菸會遇到的熱門問題

揭開洗腦的序幕不難，但的確需要承諾和開放的心態。你必須消化所學到的東西，改變思考模式，從相信抽菸或使用任何尼古丁產品能帶來愉悅或精神上的支持，到完全了解抽菸毫無益處。當你期待測試自己新學到的知識時，會出現一些問題。而我很樂於為各位解答。

抽菸的真相

首先恭喜你走到這一步。大多數吸菸者對你目前為止讀到的知識一無所知。你現在處於很重要的階段，手握打開菸癮牢獄的金鑰，並且擁有運用這把鑰匙的知識。

你可能已經清楚地知道自己不再對抽菸有任何欲望，而且已做好戒菸的準備。你可能會遺漏一些重要的東西。如果你仍對自己戒菸的能力懷有一點甚至很多不確定性，請放心，這是很自然的事。請花時間讀完這本書，無論你在這個階段是否相信，你很快就能過著不抽菸的快樂生活。

在我們讓你做好準備抽最後一根菸，步上不抽菸的人生前，讓我們先回顧一下目前學到的知識。

抽菸不會帶來愉悅。

你所感受的愉悅都是錯覺，任何享受的感覺都只是暫時且稍微緩解尼古丁離開體內的空虛和不安全感。這會促使你的大腦進入思考，加深你被剝奪的感受，使緩解的錯覺顯得更強烈。

為了產生這種感覺而抽菸，就好似穿上過緊的鞋只為在脫掉時感到舒緩。就像感謝小偷把從你那裡偷走的一百英鎊中的十英鎊還給你一樣。一旦你發現他的所作所為，你還會覺得感激嗎？

戒菸無須意志力。

只有當你的意志產生衝突時，才需要意志力。一旦消除抽菸的欲望，戒菸就不會產生被剝奪感。只要你相信自己有所犧牲，永遠都會處於脆弱狀態，走回頭路。

成癮性格不存在。

如果你覺得自己有容易上癮的特質，是因為你對藥物成上癮，而非相反。即使你確信自己具有成癮性格或基因——好消息是你仍然會發現自己容易擺脫束縛。只要知道原因，就很容易消除成癮……無論一個人的性格和基因如何。

抽菸對專注力毫無幫助。

抽菸實際上會降低專注力。尼古丁成癮會不斷讓人分心。當你進入前一根菸的戒斷反應時，小怪獸就會發出抗議，在你滿足渴望前，將難以專注於任何事情。

抽菸無法紓壓。

尼古丁成癮是產生壓力的主因，你不斷渴望香菸，不管感覺多麼輕微，都代表你永遠沒辦法完全放鬆。你抽菸得到任何放鬆的感覺都只是暫時緩解前一根菸帶來的不適感

（小怪獸），以及戒菸導致的心情焦躁（大怪獸）。這只是暫時的，當你捻熄香菸後，不適感就會回來。唯有戒菸並擺脫小怪獸，你整體的壓力才會大幅降低。

所有吸菸者都在說謊。

請忽略吸菸者的說詞，不管是關於抽菸所謂的好處，還是戒菸帶來的可怕創傷。吸菸者說謊是為了掩飾他們的羞愧和無助。你知道事實真相，要看穿錯覺，看清抽菸的真實面貌。

抽菸不是自由。

辯稱抽菸是個人選擇的人無法理解成癮的意義。你抽菸不是因為想抽，而是為了滿足菸癮。抽菸和電子煙控制著吸菸者，這不是自由，而是束縛。

螢幕裡的明星皆是虛構。

有名的偶像造成的強大影響吸引了數百萬人抽菸，許多人對他們曾為世界的頭號殺手宣揚後悔不已——通常是在自己被診斷出罹患癌症後。螢幕上描繪出的抽菸形象並不誠實，沒有真實說明抽菸的氣味、污漬、口臭、緊張、易怒、健康不佳、咳嗽、喘鳴和束縛。如果有，一開始就不會有人被抽菸吸引。

替代品無效。

用另一種尼古丁來源代替香菸肯定會讓你上癮，使用替代品減少尼古丁的攝取量事實上會讓戒菸變得更難。讓你限制抽菸量時，會加深被剝奪感，該藥物似乎顯得彌足珍貴。輕鬆戒菸法揭開了抽菸會帶來愉悅或精神支持的迷思，消除任何抽菸的欲望，達到徹底戒菸的效果。

無論是抽菸或電子煙都不能減肥。

大多數吸菸者都有超重的問題，他們一直在忍受尼古丁戒斷導致的空虛感，類似飢餓感。不抽菸的時候，他們就會補充食物。兩者都不能滿足另一種欲望。使用輕鬆戒菸法戒菸時，你會意識到戒斷反應導致的空虛、不安全感並不痛苦，而是小怪獸的垂死掙扎，幾乎察覺不到，而你知道進食無法讓這個感覺消失。過了幾天，一旦消滅了小怪獸，你將永遠不會有這種感受。

吸菸者都是一個樣。

沒有理由羨慕其他人抽多少菸，所有吸菸者都落入同樣的陷阱，被藥物控制，不斷與抽菸的欲望對抗。如果你覺得自己可以偶爾抽一根菸來僥倖逃脫，請捫心自問：「我為什麼想抽菸？」倘若你的回答是：「因為抽菸會讓我感到愉悅或精神上的支持」，那你就還沒看穿迷思。你得回過頭去，重新閱讀第九章，直到弄清楚一點：

抽菸或電子煙對你毫無幫助。

你必須完全認清這一點。在你戒掉最後一根菸前，你要確保把小怪獸的抗議視為「我想抽菸」的訊號的大怪獸已經死亡。否則，你將永遠靠意志力抵抗抽菸的誘惑。有了輕鬆戒菸法，誘惑將徹底消失。當你熄滅最後一根菸時，就再也不會有想抽菸的欲望。

我怎麼知道何時才算成為快樂的非吸菸者？

這是吸菸者在戒菸時最常問的問題。

我怎麼知道自己成功戒菸了？提出這個問題很自然，因為大多數吸菸者先前都曾嘗試靠意志力戒菸，並知道這種方法會使你受到不確定感的干擾。

人們會自行假設，發生以下情況時，我就會知道自己戒菸成功：「我能跟朋友出去喝酒或聚餐而不想抽菸。」「我一整天都沒有抽菸。」「我感覺戒菸了。」

上述每個情況，吸菸者都會假設自己不得不熬過感覺被剝奪的時期——而且不曉得會持續多久。

單靠意志力，你永遠不知道自己何時能成功戒菸，因為你一直在等待某個不應發生的事——害怕自己放棄並點起一根菸，只能希望這一刻永遠不會到來。可惜在絕大多數情況下，這一刻總是來得太快。

輕鬆戒菸法將消除不確定性，讓你不需要時時刻刻戰戰兢兢。一熄滅最後一根菸，你便能過著不抽菸的快樂生活。殺死大怪獸代表你絕對不會渴望抽菸，這就是非吸菸者的感受。他們知道香菸的存在，甚至可能對部分迷思深信不疑，但他們完全沒有抽菸的欲望。人們抽菸的唯一理由就是為了減輕前一根菸帶來的戒斷反應。

一旦你清楚地意識到這一點，很容易就能解開剩下洗腦的觀念並殺死大怪獸。有了輕鬆戒菸法，在你抽完最後一根菸前，就會殺死大怪獸。靠意志力戒菸只能殺死小怪獸，並希望大怪獸不要再出現。但只要大怪獸還活著，你相信抽菸會帶來愉悅或精神上的支持，就永遠無法自由。

讓我解釋為什麼意志力是否堅定不重要……

藥膏說

設想你的嘴巴長了唇皰疹，我表示有一種厲害的藥膏。我對你說：「擦擦看，這東西很棒，你擦了藥膏後，唇皰疹立刻就消失了。」

一週後，你又長了唇皰疹。你回來找我說：「我能拿多一點藥膏嗎？」你又用了一次藥膏，唇皰疹再次奇蹟的消失了。我對你說：「藥膏你拿著吧，你可能還會用到。」這個過程反覆進行，但每次唇皰疹都會復發，變得更大顆，而且更痛，間隔時間變得越來越短。

最終，皰疹佈滿你整張臉，每半小時就復發一次。你知道藥膏能暫時緩解痛苦，但你現在非常擔心。這是什麼可怕的疾病？它最終會擴散到全身嗎？你去看醫生也無法治癒。你嘗試其他補救措施，除了那條可怕的藥膏外，沒有任何療效有用。

你完全依賴這條藥膏，你在沒有帶藥膏的情況下，絕對不會出門。現在，除了擔心你的健康，我還會向你收取每條藥膏一百英鎊的費用，你卻很難生出付藥膏的錢。

然後你讀到報紙上的一篇文章，發現不只你一個人有這樣的遭遇。有成千上萬的人在使用這種藥膏，但事實證明這種藥膏不是用來治癒唇皰疹，而會導致其生長。藥膏只能讓最初生長的皰疹轉移到皮膚底下，皰疹會以藥膏為食。你想治好唇皰疹唯一的方法就是停止使用藥膏，皰疹就會自行消失。

你會再使用那條藥膏嗎？當然不會啦！不再使用藥膏需要靠意志力嗎？不用！你會因此變得悲慘嗎？當然也不會！

如果你對此有任何疑問，請試著將自己代入上述情況。你就快死了；找不到解決方法。現在你找到了解決方法，你不會死，你不會感到痛苦，你感到興高采烈。如果你不相信藥膏會引發皰疹，可能會擔心幾天，你會等待證據浮現證實真相。但當你看見唇皰疹逐漸消失時，將欣喜若狂地發現自己找到問題的答案。

這就是發生在我自己身上所謂的魔法。說真的，在這個比喻中，唇皰疹並非癌症，不是什麼淫穢或侮辱的東西，不會讓我們揮霍數萬美元，沒有一輩子的口臭和黃牙，也沒有帶來嗜睡、奴役或剝奪。這些都與唇皰疹無關。唇皰疹代表的是「我想抽菸」的恐慌感。不抽菸的人不會有這種恐慌感，這正是阻止我們對其他東西產生恐慌的原因。香菸不能緩解這種恐慌，第一根菸讓我們產生恐慌心理，接下來抽的菸就只是確保你一直有這種感覺。這就是發生在我身上所謂的魔法。我很清楚想抽菸的恐慌感並非我的弱點，而是由前一根菸引起的，而能使這種感覺消退的辦法就是再抽一根菸。

真相大白的時刻

到目前為止，我已經花了很多時間幫助你重新組織大腦，使你轉變心態，從想抽菸變成完全不想抽菸的人。如果你認為自己心態尚未轉變，請不用擔心，一都會明朗起來。

實現這種心態轉變是一個簡單的過程，一步一步解開洗腦，檢視圍繞抽菸周圍的迷思，並一一破解。如果你認為自己還存有一些錯覺，請回到相關章節重讀一遍。

若是你有任何疑問，請隨時聯繫附近的亞倫・卡爾戒菸中心，他們會很樂意花幾分鐘時間與你通電話，回答你可能有的任何問題。欲知詳情，請上官網（www.allencarr.

com）。

也就是說，我完全希望本書的剩下章節能處理你可能遇到的每一個問題及疑慮。

儘管殺死大怪獸的過程很輕鬆，但不斷經歷某些特殊的過程並不奇怪或愚蠢，完全理解每個階段比急於求成好得多。同樣，相信戒菸是世界上最難做到的事之一也不讓人意外或覺得愚蠢。我們都被洗腦，不論是抽菸或不抽菸的人都一樣，靠意志力努力戒菸的人似乎證實了這一點。甚至你也可能透過先前的戒菸經驗得知。

因此你可能達到了這個階段，完全理解至今讀到的所有內容，但仍對自己能否戒菸感到擔憂。

在你內心深處仍懷疑戒菸不可能如此輕鬆，前方肯定有什麼障礙等著你。

現在唯一能阻止你戒菸的只有自身的懷疑。

看穿錯覺代表相信自己眼睛所見，拋開你聽說所有關於抽菸的迷思，用邏輯去思考。只要你了解關於成癮的真相，關於陷阱和使吸菸者相信抽菸能帶來愉悅或精神支持的迷思，現在你只需要讓自己相信。

沒有任何玄機。

戒菸就是這麼輕鬆。一旦你毫不懷疑地了解香菸無法緩解空虛感，而是會導致其產生，你就已經消除對戒菸的恐慌。

你即將取得非凡的成就，這可能是你做過使人生改變最大的事。現在你知道你曾被灌輸相信抽菸擁有的好處，或是戒菸很難都是騙人的。當了解到所有真相，疑慮也全都消除時，大怪獸也將消亡。我們將其稱為「真相大白的時刻」。對某些人來說，這是一巨大震撼，就像一道耀眼的閃光，突然意識到真相，並打開牢門。對其他人來說，這不過是兜了個大圈又回到原樣，一個合乎邏輯的結論，讓他們能平靜地熄滅最後一根菸，過著不抽菸的快樂生活。有的人會在戒菸幾天甚至幾週後才出現這種情況，也許在過去讓他們想抽菸的情況下，突然發現：「哇！我自由了！我甚至沒想到要抽菸！」總之，在閱讀這本書的當下或讀完後，都不要殷殷期盼。我只能向你保證你會等到那時候的，好好享受吧。

好時光會延續嗎？

身為吸菸者，你相信抽菸會帶來愉悅或精神上的支持。毫無疑問，你抽了「特殊」

的香菸，例如飯後來一根菸。吸菸者會對在這種時刻來一根菸最為想念，他們認為若是不能抽菸，美好的時光將因此流逝。

「特殊」香菸的概念來自吸菸者的幻想。某個來找我們的患者解釋阻礙他戒菸的理由，是他永遠沒辦法坐在巴黎酒吧的露天座位，看著人們來來去去，休閒地喝著酒，抽一根高盧菸。經過進一步調查，發現該男子從未去過巴黎，更別說做過這樣的事了。這完全是他的幻想，可能是他在電影中看到的場景。然而，他卻無法忍受無法這麼做的念頭，他渴望著一個幻想的世界。

如果你有幸在天氣晴朗的日子身處巴黎，坐在露天座位，點一杯酒，看著街上人們來來去去，看看感覺如何。你會發現這麼做同樣能達到任何人想像中的魅力和吸引力，而且不會感到窒息。

這些所謂特殊的香菸之所以顯得特別，只是因為其經過長時間的「節制」——睡眠、吃飯、運動等等。回想你過去抽菸的時刻，試著想起哪跟菸會讓你有「還好我會抽菸。」的念頭。我相信你會想起許多感覺相反的時候，使你咳嗽，感到呼吸困難，覺得十分難受和不自在。

毫無疑問，你也會記得因為無法抽菸而感到極度痛苦的情況，以及當你終於能抽菸時，是多麼鬆一口氣，但這不一樣。老實說，你會發現自己真正意識到抽菸時，只有在想抽卻抽不了的時候，或當你在抽菸時，卻希望自己不要抽。如果你持續相信如果不抽菸就無法享受某個特定場合，你的擔心將成真。

改變心態的過程一部分是意識到抽菸不會使好時光變得更棒，反而會蒙上陰影。你需要改變自己的信念，一切將會明朗起來。分析上述情況，就能了解為什麼香菸、電子煙或其他尼古丁產品看上去似乎能增加享受，實際卻會適得其反。

當你過著不抽菸的快樂生活時，將更能享受美好時光。沒有尼古丁戒斷症狀，你感覺會更放鬆，你不用擔心是否有足夠的尼古丁而焦慮，不用擔心因為呼出髒臭的煙霧或有口臭，而破壞其他人的美好時光……此外，你還會因為知道自己擺脫尼古丁成癮而感到無比滿足。

困難期會更痛苦嗎？

老實說，沒有人的生活從沒經歷過艱辛和痛苦，這是再正常不過的事。我們的目標不是使你不再痛苦；那是不現實的。但戒了菸，擺脫尼古丁成癮，當遇上不好的事時，你將更能適應壓力。

尼古丁成癮者認為香菸會帶來快樂——他們可依靠香菸度過人生的困難時期。通常會發生在汽車故障的時候。深夜，外面傾盆大雨，你開車行經最危險的路段，手機沒有訊號，路上行車紛紛高速通過，沒有人停下來伸出援手。有些人甚至朝你按喇叭，好像你是故意把車停在那裡似的。

這樣的情況既悲慘又孤獨，吸菸者會掏出菸來，認為這樣能讓他們從壓力和痛苦中得到一些喘息的機會。當你戒菸後再遇到這種情況，挑戰就出現了。你感到自己很可悲又生氣，心想：「以前這種時候，我會抽根菸。」這是一個殘酷的時刻，你得為此作好準備。

回顧上次你面臨這樣的危機，你點起一根菸。抽菸是否解決你的問題？你的心情會突然變好，站在雨中開心地想：「別管車壞了，就算我全身被雨淋得慘兮兮也沒差，我有這根很棒的香菸！」還是你仍覺得自己很慘？如果當時你認為香菸安慰了你，那就跟小偷拿了你一百英鎊還你十英鎊一樣。在這種情況下，不抽菸的人可以專注於解決當前困難，不用擔心沒菸抽，或是否能抽菸。

當靠意志力戒菸的人遇到這種狀況時，他們開始渴望香菸。他們不曾意識到抽菸不僅沒有幫助，反而會在已經很緊張的情況下增加壓力，從而使情況變得更糟。

即使心態改變，也請你接受人生總會起起落落，就像其他不抽菸的人一樣，如果你認為在這種時候香菸有幫助，你會希望自己產生錯覺，抓住不存在的救命稻草，帶來空虛感。你要弄清楚一點——把尼古丁從生活中去除不會產生空虛感。

尼古丁不會消除空虛感；而是帶來空虛。

已戒菸者若是不了解這點，就會讓美好的日子變糟糕，並讓糟糕的日子惡化。有了輕鬆戒菸法，你可以改變思考方式，就能反其道而行。你不會想念香菸，而且會更加享受生活。你將更有能力應付生活中自然產生的壓力和焦慮。不管生活有多糟，你總能用這個想法讓自己振作起來。

好耶！我自由了！

不只危機會引發抽菸的念頭，聖誕節、婚禮和假期等快樂的場合也可能勾起你對抽菸的回憶。這沒什麼好擔心的，你只需要事先做好準備。

準備好了嗎？

靠意志力戒菸的人很容易被趁虛而入。如果你仍然相信不抽菸就會錯過機會，那麼在婚禮之類的社交場合，可能會難以招架抽菸的誘惑。花一些時間思考你的生活中，可能會觸發抽菸念頭的場合和時刻，事先準備好應對方法。

在任何可能讓你想起抽菸的情況下，不要去想：「以前這時候我會抽菸。」而是：「不覺得很棒嗎！我戒菸了，我自由了！」這樣你就會把這些情況和抽菸間的聯繫轉變成一個優勢，強化抽菸對你毫無益處的事實，你根本沒必要或不想抽菸。

本書大部分章節都致力於用真相取代錯覺。現在你只需要說服自己不只看穿事實真相，而且全心全意接受它們。記住，一旦你看透了錯覺，就不會再次被欺騙。

前方已經沒有任何障礙，使自己感受前所未有的興奮感。你即將達成一項壯舉，就像知道自己就要被釋放的囚犯，想想自由帶來的所有好處：更好的健康、更多儲蓄、更有自尊、更少的壓力、更能集中注意力、沒有恐懼、沒有內疚、沒有束縛。或換句話說：

完全的快樂。

回顧目前為止學到的一切，過濾所有的迷思，確保你完全清楚，看到事情的本質，而非透過成癮和被洗腦的扭曲鏡頭。如果你有任何揮之不去的疑問，請回到相關章節並重讀一遍。你即將迎來人生中一個重要時刻——熄滅最後一根菸，成為快樂的非吸菸者——讓自己從尼古丁陷阱中解脫出來。恭喜自己走到這一步，數百萬的尼古丁成癮者會很樂於有你如今的成就，手握監獄的金鑰，最後問自己幾個問題。

我想使用這把鑰匙嗎？

或者我想餘生過著奴隸的生活？

你知道答案，任何吸菸者了解到你們現在學到的一切，都會給出相同的那萬中選一的答案。現在準備好奔向——自由。

檢查表

我已知：

- 所有吸菸者都在自欺欺人。
- 抽菸不是自由；而是束縛。
- 我沒有控制抽菸，而是被抽菸控制。
- 抽菸不會產生愉悅感。
- 抽菸只是吸菸者攝取藥物的過程。
- 抽菸並非習慣，而是菸癮。
- 吸菸者總是傾向抽更多菸。
- 抽菸不會使你變瘦。
- 下一根香菸可能會殺死我。
- 抽菸無法紓壓。
- 香菸無法填補空虛感，而會創造空虛感。

生命中最重要的時刻

你正迎來生命中最重要的時刻。這麼說不誇張！或許你覺得自己生命中有更重要的日子；你墜入愛河的那天；結婚當天；有了孩子的那天。這些都是會改變你生活重要且快樂的日子，但即將到來的時刻會拯救你的人生。

讓我提醒你本書的第四條規則：「**戒菸時，不要帶著悲觀和絕望的心情，而要感到高興和興奮。**」記住，我不是說：「**欺騙自己想像一切都會好起來，而且會大大改善（即使過程會很艱難）。**」

我是說一切都會變好，事實上不只變好。你只要避免做好預期會出現問題的準備。如果你預期會出現問題，路上的每一個輕微顛簸都會感覺像是一場災難，讓你感到恐慌。你會發現戒菸非常輕鬆，所以只要假設這就是戒菸的方式，期待獲得自由。用這個方法戒菸是百利而無一害。

如果我要你相信從高樓大廈跳下來，我能讓你飛起來，我完全理解你會理智地抱持懷疑，因為這是賭上自己的命。但我沒有要求你做任何危險或魯莽的事，相信我戒菸幾乎不存在任何風險。

假設你戒菸後一切都會好起來，那會發生最差的情況是什麼？什麼都沒有！你不是覺得戒菸很容易，不然則否。如果你很容易就戒菸，那很好。如果你失敗了，回到抽菸、電子煙、使用口嚼菸或口含菸的日子，你的情況也不會比現在更糟。

戒菸後不會發生不好的事，恰恰相反。

很快你就要戒掉最後一根菸、電子煙，或攝取最後劑量的尼古丁，而且十分確定你自己不會想再碰抽菸。想想這代表什麼——你將永遠不用被尼古丁束縛並承受上癮的危害。

每個人都有戒菸後最期待的事。有的人期待感覺更健康，沒有喘鳴、咳嗽、頭痛和緊張的情緒，變得更有精神和活力。有的人期待能將錢花在真正的快樂上。的人迫不及待告訴他們的親友，消除所有內疚的情緒，重新建立自尊。而有的人只是想擺脫藥物的控制。

擺脫尼古丁成癮會帶來很多真正令人興奮、美好和喜悅的獎勵，但最重要的是：

擺脫奴役，擁抱自由。

所有吸菸者都知道為什麼不要抽菸，但不明白為什麼他們會覺得戒菸這麼難。他們不了解自己掉進的陷阱本質，以及他們對尼古丁上癮的事實。因此，他們會感覺被某種力量的東西束縛，迫使他們失去判斷力，從而繼續抽菸。

現在你確實了解這個陷阱，而且知道自己繼續抽菸的唯一原因就是尼古丁成癮。現在你手握解開枷鎖獲得自由的鑰匙。記住，你戒菸是為了自己。要從束縛中解放出來的是你，你只需要考慮自己的旅程，剩下一切都將變得明朗。

很快我將帶你進入這激勵人心的時刻，當你熄滅最後一根菸、攝取最後的尼古丁，或者你在閱讀本書前就已戒菸，請確認你抽了最後一根菸。然後你將永遠擺脫尼古丁陷阱。允許自己感到興奮，提醒自己將獲得的一切，以及你現在得到任何關於抽菸的迷思、錯覺和將其創造出來的洗腦術。

把注意力放在小怪獸和大怪獸身上，準備向他們展開甜蜜而快樂的復仇，以報復它們帶給你的所有痛苦。

準備好了嗎？開始吧！

Chapter 17
沒什麼好怕的

當你接近抽最後一根菸的時候，自然會感覺心慌，會把這個感覺誤認為對成功的恐懼。

記住，恐懼在你的生存工具包裡扮演重要的角色，但害怕不抽菸的生活十分不合理。

抽菸對你毫無益處

當你翻開本書時，你覺得抽菸和電子煙或使用其他尼古丁產品會帶來愉悅或好處，你正尋求幫助以克服自己對這種愉悅或精神支柱的需求。當你讀完這本書後，你對尼古丁的理解將徹底改變，因此你現在腦袋應該清楚一些跟吸菸者深信完全相反的事實，例如：

抽菸、電子煙，或使用任何其他尼古丁產品並不能緩解你的渴望，反而會加深渴望，尼古丁無法紓壓，而是產生壓力的主因。

你沒有控制尼古丁；是尼古丁控制了你。

在輕鬆戒菸中心的研討會上，我們會提供抽菸的休息時間，通常有人會問：「如果抽菸毫無益處，為什麼在戒菸前還要繼續抽菸？」

這個問題很敏銳。

老樣子，你必須推翻先前的認知。在閱讀本書期間繼續抽菸對你來說很重要，不是因為抽菸會發生什麼事，而是當你想抽菸卻抽不了時，會產生什麼後果。

當前一根菸的尼古丁排出體外時，大怪獸會告訴你「我想抽菸」。如果你沒辦法抽菸，就會因為煩躁而分心。這種無法集中注意力的情況源自於尼古丁，所以我們要確保你不會因此從眼前的任務中分心。

一旦你抽完最後一根菸後，你的注意力將不再受尼古丁干擾，但在此之前，你繼續抽菸、電子煙、使用香菸沾粉或口含菸是很重要的。

真實 vs 想像的恐懼

尼古丁成癮者不需要任何人告訴他們這是「傻瓜才幹的事」，這是英語的一句古老諺語，意思是「上當受騙」。他們完全有能力權衡利弊，並做出最好不要上癮的結論，但他們也知道迫使自己繼續下去的那股力量千真萬確。而且，他們知道沒有回應那股力量會有什麼感覺。

沒有人希望餘生活在尼古丁成癮者無法滿足渴望的痛苦中，這也是為什麼他們害怕獲得自由的念頭。他們沒有意識到這股感覺的源頭正是尼古丁，而完全擺脫它的方法就是停止攝取該藥物。

恐懼的力量使你陷入陷阱，由你從小受到的洗腦和迷思為基礎形成。意識到這股恐懼是由尼古丁成癮引起很重要，與構成你體內生存工具包重要的部分真正的本能不同。天生怕火、從高空墜落、溺水等傷害很合理，害怕不能抽菸完全不合常理。這是一種基於想像的恐懼，蒙上一層錯覺。不抽菸的人根本不用承受這種恐懼。

自你開始抽菸的那一刻，便開始恐懼沒有尼古丁這件事。

然而，對於仍深陷尼古丁陷阱的人而言，這股恐懼十分真實。靠意志力戒菸的人會想與這股恐懼對抗，但顯然他們只需要睜大眼睛，看清恐懼非基於現實的真相。輕鬆戒菸法藉由告訴你沒什麼好怕的、沒有犧牲、沒有剝奪、沒有任何痛苦或不適來消除恐懼。尼古丁對你毫無益處，當你戒菸後，所有你覺得自己會錯過的東西都會消失。

但你不必等到戒菸後，才能不再感到害怕，你可以以開放的心態了解抽菸並嘗試放鬆、合乎邏輯和理性的方式，輕鬆消除恐懼。你就能看見掩蓋在錯覺後的真相，再也沒有理由害怕不抽菸的生活。

無須安全網

一旦意識到阻止他們戒菸的是恐懼後，有些人會試著拋開恐懼，告訴自己只要覺得困難隨時可以開始抽菸——戒菸不一定就不能抽菸。這麼想就犯了大忌。如果你用這種態度戒菸，很可能會重新掉進陷阱中。

不使用安全網表演高空鋼索的藝術家可能會在表演途中添加額外的戲劇元素，但其中存在更大的意義。在練習過程中，他們會使用安全網，因為不確定自己的表演是否完美；然而，到了正式表演時，他們對自己的表演和技術充滿自信，以至於安全網會成為表演的阻礙，那會在他們心中種下懷疑的種子，因而讓他們真的失去平衡。

同樣的道理也應用在你自己的壯舉上——逃離尼古丁陷阱。為了輕鬆、無痛且永久地擺脫菸癮，你必須完全確定自己在做什麼。告訴自己痛苦時隨時可以重拾香菸，就像鋪著安全網戒菸。

安全網的意義在於不要使用，獲得自由最棒的一件事就是沒有任何危險。你不會墜落受傷，不會有厄運降臨。你根本不需要安全網，就像你不需要扶手穿過空曠的房間一樣。

你需要的確定性就掌握在自己手裡。或許你認為人生沒有什麼是絕對的，畢竟，被隕石擊中的機率微乎其微，卻還是有可能發生。好吧，這是事實，但還是有些差別。如果隕石剛好砸向你，你根本無能為力，這不是你能決定的，但抽菸完全是你自己的選擇，所以你完全可以確保不會發生這種事。

Q：為什麼有人會想抽菸？

A：因為他們想。

等一下！在本章開頭，我重申了你無法控制抽菸的事實，而是抽菸控制了你。這不就違背了上述的問答，你會抽菸是因為你想抽？

這個疑問為我們帶來輕鬆戒菸法的關鍵。身為吸菸者，你可以選擇什麼時候要抽菸。沒有人強迫你抽菸；然而，**差別就在於是什麼控制你選擇抽菸。控制吸菸者抽菸的是尼古丁成癮**。

沒有尼古丁成癮的人，很容易選擇不要抽菸。權力就掌握在你手裡。當你熄滅最後一根菸時，你可以十分肯定自己絕對不會再抽菸，只要確保自己不會再被「我想抽菸」的念頭吸引。你可以透過將三個的重要觀念印在腦海以達到這個目標：

1. 抽菸、電子煙或使用任何尼古丁產品對你毫無益處。你必須了解箇中原因，如此一來，就不會產生被剝奪感。
2. 在對香菸的渴望完全消失以前，你不會經歷任何過渡期，這通常被誤認為「戒斷期」。渴望是一種心理狀態，不是生理反應，當你讀完這本書時，渴望的感覺就會消失。而身體戒斷反應十分輕微，幾乎察覺不到。
3. 沒有「抽一根菸」或「偶爾來根菸」這種事。絕對不要只考慮一根菸，想想十萬根菸，那會成為一生的髒臭、疾病和痛苦。

做出選擇

很多人難以相信他們可以選擇是否渴望香菸，他們跳脫不出渴望是非黑即白的框架，覺得根本無能為力。幸好他們錯了。當小怪獸在垂死掙扎時，你的身體將持續經歷幾天的尼古丁戒斷反應，但這不代表你會感到痛苦或渴望抽菸。

你對小怪獸垂死的反應完全取決於自己。身體的反應十分輕微，是那種想像中溫和的感覺，就跟眼角餘光瞄到肩膀上黏了一根毛差不多。一開始你可能會嚇到，但過了一下，你只會輕輕地把毛拍掉。你不會覺得恐慌，也不會擔心肩膀可能還會再黏到毛。是你內心的大怪獸對那個溫和的感覺產生的心理活動，反而造成身體更多不適。好消息是，一旦你改變對輕微的身體症狀的反應，思考過程就會變得愉快，而非煩躁。

你過去經歷的不適是基於以下思考過程，由輕微的戒斷反應觸發：「**我想抽菸！我不能抽菸！呃啊啊啊！**」

如果無法從抽菸中獲得愉悅、利益或精神支柱，你就不會想抽菸。我說的對不對？如果你「不想抽菸」，就不會有「不能抽菸」的感覺，也不會感到抓狂。我說的對嗎？就像我不喜歡球芽甘藍，週日午餐不吃球芽甘藍也不會怎樣，我敢保證這一生沒有哪個時候想到不能吃球芽甘藍會讓我抓狂的。無論你喜不喜歡球芽甘藍，都不是這個比喻的重點。如果你明白某個行為對你毫無益處，你就不用白費心思去避免。假使你了解這個原則，那你離不抽菸的快樂日子不遠了。

如果你在戒菸後曾有「我想抽菸」的想法，不用擔心。你抽了這麼多年的菸，這沒什麼好意外的。記住，這就像是眼角餘光瞄到黏了一根毛，只要把它拍開，不要因此陷入恐慌。

這個現象只代表你暫時忘記自己已經戒菸；不代表你想抽菸。你在下班返家途中差點走錯路回舊公寓，不代表你想從最近搬進來的這棟超棒的公寓搬走。只是我們的大腦需要一些時間適應新情況。稍後我會繼續討論這個話題，然後我會解釋為什麼過去有「我想抽菸」的念頭，會讓你很難或根本戒不掉菸癮，以及如何藉由重新組織大腦，讓戒菸變得輕鬆。

靠意志力戒菸是鼓勵吸菸者專注於抵抗對抽菸的渴望，他們必須用意志力盡量避免去想抽菸的事，抵抗想拿香菸的欲望。如果你曾經有意識地努力避免思考某事，你會知道這個行為有多沒效用。

香菸對你毫無益處

有了輕鬆戒菸法，你可以選擇徹底殺死小怪獸。這真的不難——感覺十分輕微。或者你可以選擇享受這種感覺；畢竟，它代表著一個死敵的滅亡。這是非常重要的一環。許多吸菸者深信香菸是他們的朋友，能成為精神支柱，給予他們信心和勇氣，甚至是他們身分的一部分。他們擔心戒菸會帶來衝擊，就像失去一個親密的朋友，甚至是他們自己的一部分。這就是這些人戒菸後仍頻頻抱怨的原因，但他們的行為並非真的感到悲傷。

當你失去一個親密的朋友時，你會悲傷，感到驚訝不已，最初會產生巨大的失落感。但在某種程度上，你可以從震驚中恢復過來，繼續生活。這種失落感會在你生活中留下無法彌補的空虛，你理所當然保有對自己朋友的特殊回憶，並深情地回顧過去，但除了接受現狀，你別無選擇——最終你辦到了。

但你失去的不是朋友。作為朋友，它會是為獨特的一個；味道難聞，控制你的一舉一動，偷你的錢，總是纏著你不放，而且試圖傷害你。這不叫朋友，這叫仇敵。

你不會因為擺脫死敵感到悲傷。相反的，你會從開始慶祝……餘生都一直沉浸在這種喜悅中，每次想到那邪惡的怪物時就會感到高興。

所以，你頭腦要清楚一點：香菸不是你的朋友，從來都不是。任何形式的尼古丁都不是你的朋友，從來都不是。香菸對你沒有任何好處，但從你們認識的第一天起，它就一直在傷害你。它是你最大的敵人，把它從人生中剝除不會造成任何犧牲，只會得到驚人的正面效益。

所以，如果你想知道渴望何時會消失，真相很簡單——

渴望消失的時機掌握在你手中。

你可以在接下來的日子，甚至花一輩子，繼續相信香菸是你的朋友，不知道自己何時才不會為失去它們感到悲傷。如此一來，你會感到痛苦，渴望可能永遠不會消失，你不是會一輩子感覺被剝奪，就是可能會再次抽菸，感覺更糟。

或者你能認識到香菸和尼古丁是邪惡的仇敵，你既不需要渴望香菸，也不必杞人憂天。反之，每當有想抽菸的念頭時，你都可以開心地想：「萬歲！我戒菸了！」

重塑你的大腦

在你抽完最後一根菸的頭幾天，小怪獸會發出抗議，向大腦發出希望你誤判為「我想抽菸」的信號。

既然現在你知道了真相，你沒有被迫抽菸的感覺，也不會因為不能抽菸而不安，你知道沒必要恐慌。首先暫停手邊的動作，深吸一口氣，然後像是肩膀上黏了一根毛似的，輕輕把它拍掉。

你在閱讀本書時，已重塑了大腦，讓你能看清楚真相，並以合理的心態應對各種觸發因素，而不是你最初不合邏輯、上癮的思維模式。

過去你的大腦會把小怪獸的戒斷反應解讀為「我想抽菸」，因為這個錯誤的解讀讓你相信香菸能滿足空虛和不安全感。但現在你的大腦裝載了事實真相，讓你知道香菸無法緩解不適，而是引起這種感覺的罪魁禍首。

所以你只需放鬆心情，開放地接受小怪獸正在消亡的這個感覺本身。在此心境下，這種時候會為你帶來真正的歡欣，不會讓你覺得掙扎。

現在你必須做好其他契機可能出現的準備，尤其是在你熄滅最後一根菸或攝取最後尼古丁後的頭幾天。例如，你可能會忘了自己正在戒菸，這種情況隨時可能發生。

通常發生在早上剛睡醒，你發現自己在想「我要起床抽根菸」，然後你想起自己已經戒菸了，你可能會感到動搖，擔心你的思考模式又一次回到吸菸者的心態。

在社交場合上，也可能發生類似的事。突然有一包香菸湊到你眼前，你本能地伸手抽出一根菸，隨即阻止自己並收回你的手。「啊哈！」周圍的吸菸者打趣道：「我以為你戒菸了。」他們的反應幾乎可說是興高采烈，彷彿這麼做就是為了抓到你的把柄，把你拖回陷阱裡。

如果你沒有做好心理準備，上述兩種情況都可能使你感到不安，進而懷疑自己，所以請確保提前做好準備。有時候你忘記自己戒菸了，某些事情會觸發你過去的思考邏輯。這其實是一個好徵兆，說明你沒有沉迷於抽菸或不抽菸的念頭，你只是和其他不抽菸的人一樣生活，並不代表有部分的你仍然想要抽菸。

提前做好準備，你就能預見這些狀況，並保持冷靜，自信滿滿地做出反應，對自己的行為一笑置之。「這樣不是很好嗎？我再也不需要抽菸了，我自由了！」以上狀況就跟搬家後走錯回舊公寓的路一樣沒什麼大不了的。吸菸者會很羨慕你，因為他們都想跟你一樣。

擺脫髒臭的惡夢

其他契機可能是飯後、喝酒或享受性愛後……過去任何讓你認為香菸很「特殊」的場合。雖然你已經看穿這些特殊香菸的錯覺，但這些場合和香菸的關連可能會作為一種習慣性反應而揮之不去，從而讓你有想抽菸的念頭。老樣子，你可以將這些時刻視為值得慶祝的理由。慶幸你現在可以享受並珍惜這些時刻，而不是抽一根菸，並感到窒息。

這種放鬆時刻（飯後）、社交場合（喝酒）或純粹肆無忌憚的激情和歡愉的時刻（性愛後）中斷只會發生在抽菸、電子煙，或使用任何其他尼古丁產品的時候。在上述時刻享有自由是無價的。如果你的伴侶會抽菸，別擔心，順其自然，如果他們需要休息抽菸，不要設法阻止。盡可能不要讓他們感到難受，他們將看到你戒菸有多麼輕鬆，很快就會仿效你。

一旦你準備好了，你就不會跌跤。在你曾經恐懼的地方，你將得到難以置信的自由，過著不抽菸的快樂生活。

Chapter 18

自我控制

吸菸者都有自己為什麼戒菸強而有力的理由，但他們害怕戒菸後可能會有所失去。當你戒菸時，並意識到你沒有失去任何東西，你就會獲得最大的收穫：擺脫尼古丁的控制。

一個簡單步驟

吸菸者在剛開始抽菸時，都相信自己可以控制，即使掉進陷阱多年，他們仍說服自己抽菸是因為享受。在內心深處，他們知道這並非事實，卻不能了解持續抽菸的真正原因。感覺就像被一股看不見的力量逼迫抽菸，即使他們希望自己不要抽。這股看不見的力量就是成癮造成的恐懼。

正如我解釋過的，那不能稱為真正的恐懼，也就是並非基於現實，因此不合乎邏輯，對吸菸者而言，卻相當真實——害怕沒有香菸的生活讓人無法忍受。

吸菸者整個吸菸生涯都被這種恐懼控制，成為菸癮的奴隸。因為他們無法理解，因此封閉心靈，為抽菸編造一些彆腳的理由，比如「我喜歡菸味」「抽菸有助於放鬆」或「抽菸提高我的專注力」。

正是這樣的「大騙局」把所有吸菸者關進悲慘的牢籠中。這座監牢十分巧妙：沒有牆壁、沒有大門、沒有守衛，什麼都沒有，但囚犯們卻被自己的信念和恐懼所束縛，這些信念和恐懼全來自深植他們內心的暴君：**成癮**。

不僅每個囚犯都是自己的獄卒，還聯合起來囚禁他人，傳播菸癮暴君深植他們內心的恐懼。沒人知道如果他們逃跑究竟會發生何事，但他們太過恐懼，選擇留在集中營裡，即使暴君已經明確表示會殺死他們！他們太害怕情況可能惡化，以至於並未發現事態的糟糕程度。

你頭腦要清楚一點：戒菸不會發生任何壞事。你什麼也不會失去，反而能擺脫一生的痛苦。如果你對香菸能帶來愉悅、有助於應付生活或放鬆、集中注意力、處理壓力、享用美食或是工作的休息時間抱持懷疑態度的話，那就以真實的方式去看待它。

- 抽菸或電子煙的人開心的時候會做什麼？
- 抽菸或電子煙的人難過的時候會做什麼？
- 抽菸或電子煙的人放鬆的時候會做什麼？
- 抽菸或電子煙的人需要集中注意力時，會怎麼做？
- 抽菸或電子煙的人需要處理壓力時，會怎麼做？
- 抽菸或電子煙的人想享受飲料時，會怎麼做？
- 抽菸或電子煙的人想享受美食時，會怎麼做？
- 抽菸或電子煙的人想在工作之餘休息時，會怎麼做？
- 抽菸或電子煙的人享受一場性愛後，會怎麼做？

抽菸的人會抽菸！抽電子菸的人則會來根電子煙。使用JUUL、口嚼菸和口含菸的人也是。在上述提到的場合，他們抽菸不是因為自己選擇，而是因為別無選擇。他們今後的日子都必須與香菸、電子煙、口嚼菸或口含菸為伍，日復一日，永遠無法停止。

他們在攝取尼古丁前後或期間都無法完成任何事。

上癮甚至使他們沒辦法在沒有尼古丁的情況下適當地感到難過，你能想到比這更悲慘的事嗎？這麼說不是為抽菸和尼古丁爭辯，而是反對的最大證據。

情況就是如此，永遠無法改變。沒什麼能改變抽菸或電子煙的人的生活，唯獨兩件事：死亡或獲得自由！

綜觀歷史，有一些邪惡政權掠奪了人們的恐懼。尼古丁成癮的的邪惡不亞於此。但有一個關鍵的差別：如果你試圖逃離人類時常推舉出的暴君魔爪，後果將很可怕。

企圖逃脫尼古丁成癮的束縛，根本不會發生任何壞事。相反的，你會獲得許多美妙的收穫。你不需要策畫任何大膽的逃脫計畫。不需要爬牆或翻過圍籬，也沒有守衛會把槍對準你們，只需要不再被謊言控制，用雙腳走出監牢。

就這麼輕鬆。

假使你能想像身處那個監獄當中，裡面擠滿其他吸菸者，痛苦不堪，每個人都病懨懨的、被奴役並自欺欺人，然後想像邁出步伐去到外面，空氣清新，頭腦飄飄然，這就是身為非吸菸者可期待的自由和幸福感，擺脫奴役的自由，是你從戒菸中獲得的好處中最美好的事物。

彆腳的藉口

我們都有自己的驕傲。感覺被控制，就像奴隸一樣，是對一個人自尊的可怕打擊。所有吸菸者都不得不將自己視為奴隸，尋求各種虛假的藉口，試圖為他們抽菸找到另一個解釋，從而遭受屈辱。落入陷阱後不久，這些藉口會從「我喜歡菸味」之類的謊言變成防禦性和否定性的論點：「我買得起菸。」

或許你也買得起海洛因，那你為什麼不買海洛因呢？吸菸者平均一生花費在香菸上的費用為十萬到二十萬英鎊，但這相當於他們的多少工資？記住，你的所得要先繳稅，剩下的錢還要抽出十萬到二十萬英鎊買菸。想起這筆花費沒辦法幫助你戒菸，但它確實提供一個很好的理由，讓你能快樂的戒菸。

吸菸者不會因為負擔不起而不吸海洛因，他們不吸海洛因是因為認為海洛因是毒品，會奴役其受害者，讓他們成為悲慘、生病的癮君子。

這兩者有何差別？

「我的身體健康尚未出現惡化。」所以你就要等到身體出現狀況才戒菸？或者你否認抽菸對你的健康有害？改抽電子煙的人本能地知道抽菸會傷害健康。

「我沒有染上其他惡習。」所以你抽菸或電子煙只是因為你覺得自己沒有不良嗜好？這表示你知道抽菸不好，你是因為知道才決定抽菸，這是你自身的選擇。這是什麼邏輯？

喝池塘水對身體也不好，那你為什麼不「選擇」這麼做呢？還是你覺得抽菸比喝池塘水更令人愉快？你真的這麼想？怎麼會？兩者聞起來都很臭。至少池塘水可以免費取得，而且不會上癮。電子煙也一樣，如果把池塘水用焦糖調味，你會喝池塘水當作不良嗜好嗎？當然不會。

這些藉口除了缺乏依據外，與其說是不抽菸的理由，不如說是抽菸的理由。也就是雙重否定。

將其與人們參加真正的娛樂，例如運動、看電影或跳舞，而給出的原因進行比較：「我喜歡這種友誼。」「我喜歡它捕捉我想像力的方式。」「它讓我擺脫當下。」「它讓我覺得很不可思議。」

這些是追求快樂真正有力且積極的理由，而不是拒絕停止的彆腳藉口。

上述例子突出了吸菸者和非吸菸者生活的區別，身為不抽菸的人，不需要彆腳的藉口。做一些需要證明的蠢事毫無意義。你可以昂首挺胸，熱情洋溢地說真話。

我過著不抽菸的快樂生活，我自由了！

大騙局持續讓吸菸者對真相視而不見，將自己困在監獄裡。輕鬆戒菸法幫助吸菸者向真相敞開心扉，輕鬆邁向自由，而最簡單的事實是：**你不需要成為奴隸**。

從來沒抽過菸的人難以理解為什麼要向吸菸者指出這麼簡單的道理。他們從未待過那座監獄，所以他們不知道裡面是什麼情形。生活中有很多真相被那些賺我們無知錢的行業掩蓋，例如，垃圾食品業。很多不抽菸的人因為吃垃圾食品變得肥胖，他們同樣錯過了簡單的事實，愚蠢程度就跟吸菸者差不多。如果沒人告訴你實情，你怎麼會知道？

我很幸運發現這個簡單的事實，我抽菸是因為我對尼古丁上癮，而不是我喜歡抽菸或從中獲得精神支柱。在這之前，我一直以為戒菸是不可能的任務，這個簡單的道理讓我只需往前邁一步，就能通往自由。

戒菸意味著自制，自制就代表你意識到自己有選擇。你不需要再做奴隸，你可以自由離開，不會懷念抽菸。你會更享受生活，更好地應對壓力，不必經歷可怕的創傷才能逃脫。這就是真相。

所有吸菸者都想戒菸

這是被大騙局隱瞞的另一個真相。監牢裡那些可憐的人都暗自希望能逃脫，但他們不願承認自己害怕後果。他們一旦承認，就不得不繼續嘗試逃跑，而前方的未知狀況使他們感到害怕。他們聽說逃脫最好的情況是過著痛苦而悲慘的生活，最差就是逃脫失敗。所以他們持續對自己渴望自由保密，不斷為暴君賣命，散布他們抽菸是自己想抽的迷思。

但有大量證據表明所有吸菸者都想戒菸，以生產尼古丁替代品的大企業為例，若非不想抽菸的吸菸者，誰會買那些貼片、口嚼碇、口含菸和電子煙配件等產品呢？事實上，現在有越來越多抽電子煙的患者參加我們的研討會。他們會抽菸，也會抽電子煙，或是少數案例只抽電子煙。如果抽電子煙真的能改善生活，那他們為什麼要付錢尋求我們的幫助？如果你抽電子煙，但反對這個論點，問問自己究竟看這本書的原因為何。這是因為你受夠了被菸癮控制和奴役，只想獲得自由。

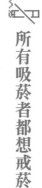

自從JUUL出現在尼古丁成癮的市場後，現在誕生了一個全新世代——只抽過JUUL的尼古丁成癮者。遺憾的是，他們有很多人會落入抽菸陷阱中；他們已經在成為吸菸者的半途，只需要一點推動或同儕壓力就能讓他們掉進陷阱。對於仍獨自被JUUL束縛的人，擺脫尼古丁成癮就在你的掌握中。記住，如果你抽JUUL，情況是一樣的：**自由就等在前方。**

有些會抽菸的父母懇求自己的兒女不要抽菸，如果你真心相信抽菸會帶來好處，為什麼要勸阻孩子抽菸？事實上所有抽菸的父母都希望他們不要抽菸，他們最不想看到自己的小孩落入同樣的陷阱中。

調查顯示有70％的吸菸者想戒菸，我可以補充剩下30％只是不願承認罷了。他們寧願透過「我抽菸是我的選擇，我不想戒菸」這種話，製造出他們有自制力的假象，而不是承認：「我抽菸是因為我菸癮很重，為了戒菸我什麼都願意，但我毅力不夠。」

由於吸菸者和其他尼古丁成癮者普遍需要有助於戒掉尼古丁的治療方法，輕鬆戒菸法已經發展為一種全球的流行現象。絕大多數參加我們研討會、閱讀書籍或使用線上影片教學來自世界各地的患者，並不是因為廣告和營銷，而是經使用該方法戒菸有效的人介紹而來。他們往往認識很多使用該方法有效的人。

亞倫．卡爾的案例：使所有人擺脫香菸束縛！

在我的首本著作《1000萬人都說有效的輕鬆戒菸法》中，我說我要提供堅定意志的吸菸者（無意戒菸的人）一輩子免費香菸，前提是他們願意付給我一年用來買菸的錢。這本書已售出超過一千四百萬冊，但從未有人接受這個提議，這是為什麼？因為這會讓你一生被囚禁。所有抽菸或電子煙的人都享受當下，他們都打算戒菸……越快越好。

你是否注意到抽菸的器具改變了？我們曾經常常購買昂貴的打火機、菸盒或菸灰缸作為禮物送給對方，像是四十歲生日或結婚禮物。這些年來很少看到這些商品出現，吸菸者更喜歡一次性的打火機，他們不想長期過著抽菸的生活。

每個抽菸、電子煙，或對其他尼古丁產品上癮的人，不管是公開或偷偷抽菸，都希望在讀完這本書時能達到你現在的成就。大多數吸菸者意志堅強，他們對自己無法控制抽菸感到十分沮喪。你即將發現不再沮喪的感覺有多美好，擺脫不斷被控制的感覺。只是站在監獄外回望那些可憐的吸菸者，也是一種很可怕的感覺，不是羨慕或被剝奪感，而是帶著真正的同情和憐憫，就像你看著其他藥物成癮者一樣。戒菸的最大收穫與其說是健康或金錢，而是結束自我厭惡，不再鄙視自己成為討厭的東西的奴隸。

恢復健康

不管你抽的是香菸還是電子煙，只要頭腦正常都不會否認它會危害健康。吸菸者可以把頭埋進沙裡不管這個念頭，但他們都知道香菸已證實的健康風險，以及電子煙、口含菸或香菸沾粉帶來明顯的健康問題。他們首當其衝知道抽菸如何消耗一個人的能量，並造成咳嗽和窒息問題，跑個幾碼就會喘不過氣來，發出喘嗚。

抽菸同時會破壞一個人的性慾，令人感到諷刺的是，很多人開始抽菸是因為認為這會讓他們更具性吸引力。

上述都還是較小的副作用，籠罩在所有抽菸或電子煙的人，以及他們周遭的人身上的是嚴重疾病的危害，像是肺癌、心臟病、動脈硬化、肺氣腫、心絞痛和血栓。眾所皆知，這些疾病和抽菸密切相關，吸菸者對此了解甚深。

每包菸的包裝上都印有鮮明的健康警告和抽菸引起的一些令人反感的照片。每個吸菸者就算愚蠢至極，也知道他們將自己的健康至於危險中。

菸草公司有義務在香菸包裝貼上警告，這些警語應該要能嚇阻吸菸者重新考慮他們的決定，但沒有效用。如果嚇阻戰術真的有效，我會毫不猶豫使用這個方法。但我不需要告訴你抽菸會對身體造成什麼不良影響，吸菸者意識到健康風險，他們越被迫思考這件事，越會退回監獄中，在依靠中尋求安慰。這就是成癮的狡猾本質：

吸菸者從會傷害他們的東西中尋求安慰。

我的焦點放在抽菸或電子煙對健康的影響不是為了嚇你，而是要強調當你戒菸後，將擺脫恐懼的負擔。所有吸菸者承受的恐懼拉鋸戰，就像被困在失火的建築物裡。你有兩個駭人的選擇：一是留在建築物裡，二是跑出來。大多數吸菸者會選擇留在裡面，希望能獲救。

吸菸者害怕跳下來，因為他們相信不抽菸的生活會缺失一些重要的部分。但他們同時害怕繼續抽菸，因為他們知道抽菸可能會害死他們。如果你不戒菸，因為抽菸而死的機率將超過50％。大多數吸菸者會推延被視為戒菸「可怕的一天」，希望出現其他奇蹟拯救他們。

但尼古丁陷阱的危險遠比失火的建築微妙，因此吸菸者比待在失火建築中的人多了額外的問題。在失火的建築中，你無法對危險置若罔聞，這很清楚且現實，你知道如果自己待在原地不動，最終會被火燒死。

對吸菸者來說，危險不會立即顯現出來，在他們被診斷出罹患某種可怕的疾病前，吸菸者都會自欺欺人地以為：「這不會發生在我身上」或「我會在染病前戒菸」。

似乎沒有迫切地需求解決這個問題，因此吸菸者通常會選擇拖延。

不抽菸的人難以理解為什麼抽菸或電子煙的人願意冒著風險，也要享受將有毒氣體吸入肺部的可疑樂趣。但不抽菸的人沒有陷入恐懼的拉鋸戰，他們知道沒有香菸的生活多麼輕鬆，也沒有抽菸的欲望，所以他們所有的注意力都專注在害怕留在失火的建築中。

就不抽菸的人而言，解決方法顯而易見：**馬上離開！**

最棒的是你不用從失火的建築物跳下來，也可以輕鬆邁向自由。不是緩慢著陸，甚至根本不用「著陸」。只要轉動鑰匙，你便自由了。

但吸菸者意志力頑強，加上他們有一種錯覺，覺得壞事不會發生在自己身上，所以繼續抽菸。吸菸者為了相信這些藉口而扭曲了可能性。他們寧可相信可以用一點四億分之一的賠率贏得歐洲樂透彩，認為：「中獎的人會是我。」然後有人告訴他們十、二十或三十年後，有二分之一的機率死於抽菸，他們卻說服自己：「不可能是我啦。」當悲劇真的發生，人們被疾病壓垮時，他們又改變邏輯：「現在就算戒菸也沒差，反正已經太遲了。」

但即使大多數吸菸者否認抽菸會帶來可怕的後果，他們仍然覺得自己很愚蠢。如果他們必須面對一個事實：抽菸會花他們十萬到十二萬英鎊，下一根菸很可能就會導致他們罹患肺癌，即使是愉悅的錯覺也會消失，整個過程將變得無法忍受。

亞倫．卡爾的案例：沒有雙腿的明星

如果你被警告若是不戒菸就會失去雙腿，你會戒菸嗎？大多數吸菸者聽到這個問題都會很快地回答：「當然會啊！」然而，值得一提的是，很多吸菸者並未聽從警告，最終不得不截肢。所有吸菸者必須了解他們都可能犯同樣的錯誤——尼古丁成癮會使你對最嚴重的警告置之不理。

很多吸菸者甚至不知道抽菸可能會導致截肢，柏格氏症是一種由抽菸引發的血栓生成，會造成腳部血管受損，阻止血液流動。而後形成血塊，組織開始缺氧而壞死。如果沒有制止組織損傷，就必須進行腿部截肢。

記得這樣的事就發生在一位迷人的英國資深音樂劇喜劇演員亞瑟．阿斯奇（Arthur Askey）身上，他因抽菸不得不截肢，但仍然不曾戒菸。你可以想像他心想：「我失去了雙腿，還有什麼好失去的？」當我聽見這個消息時，仍然在抽菸。我記得我心想：「在他那個年紀，有沒有腿真的重要嗎？」就像他一樣，我對這個情況做出扭曲的評論：「可以沒有腿，但不能沒有香菸。」當時我真心認為香菸比自己的腿還重要！這就是成癮對大腦的影響，如果你曾經質疑尼古丁暴君有多麼邪惡，這個案例應該讓你不再懷疑。

當吸菸者越陷越深，越感到悲慘和害怕時，他們就越會轉向這些「精神支柱」尋求安慰。每根香菸都會讓你越向下沉淪。你承受尼古丁戒斷的三重煎熬，抽菸帶來的衰弱影響以及知道自己失去自制的恐懼。最終，使你跌入谷底，屈服於命運。成癮會奪走你的求生本能，大怪獸已經成為你身體的主宰，只有你死了，它才會跟你一起消失。

首先要復仇

不抽菸的人不會像吸菸者經歷上述的煎熬，所有這些痛苦、恐懼都能透過殺死大怪獸和停止抽菸或電子煙立即、輕鬆、無痛且永久地結束。你將不再需要對自己健康惡化視而不見。事實上，恰恰相反，你會為自己恢復健康而歡欣鼓舞。

你可能跟其他吸菸者一樣到現在尚未發現健康狀況有任何惡化，或者你已經因為抽菸出現健康問題。這不重要，所以吸菸者都在穿越地雷區，災難隨時可能會發生。

或許你秉持人都會死的生活哲學，擔心又有什麼用？問題是，身為吸菸者，你的生活並非沒有這種擔憂，比起不抽菸的人，你要擔心更多狀況。之所以閱讀這本書，就是因為你擔心。

你擔心成為車下冤魂，所以過馬路時會轉頭看兩個方向，不是嗎？你不會因為覺得「反正我們都會死！」而不管朝你衝來的公車。

是時候一勞永逸告別吸菸者的煩惱了，讓我改變你的生活哲學：如果你不知道自己剩下多少壽命，為什麼要在那段日子裡杞人憂天或承受成癮的不適呢？享受每一刻，不必擔心自己的健康，擺脫被束縛的感覺不是更好嗎？

Chapter 19 戒斷的真相

當吸菸者擔心戒菸會很痛苦時，他們考慮的是戒斷期；等他們開始停止攝取藥物後，任何殘留的劑量將排出體外。他們被洗腦相信身體的戒斷反應令人痛苦，真相大不相同。

不勞而獲

我將尼古丁戒斷反應描述為一種溫和、稍微空虛的不安全感。我還說過吸菸者抽菸的唯一理由是為了緩解這種感覺，最終會導致心理活動產生，大怪獸才會製造出「我想抽菸！我不能抽菸！呃啊啊啊！」的感覺。

戒斷反應是1%身體和99%的心理反應。

戒斷導致的身體症狀十分輕微，幾乎察覺不到。

吸菸者花很多時間想方設法絕不讓自己陷入沒有香菸的可怕境地，這個恐慌遠在他們把菸耗完前就開始發酵。你有多常在晚上熬夜的時候，估計著還要四小時才會去休息，但剩下的菸只夠抽一個小時？發現這一點會讓你恐慌，當你抽完最後一根菸時，恐懼會加劇。即使你正在抽菸，尼古丁正進入你的身體，恐慌的感覺就宛如戒斷症狀，這就是大怪獸。

亞倫．卡爾的案例：不恐慌的吸菸者

大多數來參加研討會的患者，在我提到香菸抽完的「恐慌感」時，都會理解地點頭。但有時也有人完全不認可這樣的說法。他們說：「抱歉，我不明白你在說什麼。」其他人會驚訝地盯著他。

這些眼神在我舉了「吸菸者寧願聞駱駝糞的氣味」這個例子之後轉變成質疑的態度，感受不到恐慌的人說：「我不同意你，如果我買不到我要的牌子，我什麼也不會抽。」一

他說的是真的嗎？我們知道吸菸者善於欺騙自己，但當他們來參加我們的研討會時，我通常發現他們並不排斥說實話和淨化自己良心的機會。所以這個不恐慌的人是證明規則的例外嗎？

並非如此。不恐慌的人一直都是重度吸菸者，他們不知道恐慌感的原因是因為他總能確保自己避開這種時刻。他們太害怕承受恐慌的感覺，便採取一切措施確保自己永遠不會沒菸抽。

雖然他相信自己只抽某個牌子的菸，不然不抽菸，但他從未冒險讓自己接受考驗。不恐慌的吸菸者既沒說謊，也沒說實話。他只是還沒發現沒辦法抽菸是什麼感覺，每個被禁止抽菸的吸菸者都曾感受到那種恐慌。

以前當我抽完剩下幾包菸時，常常感到恐慌！除非我隨身攜帶三包菸，不然我沒辦法開心打完一場高爾夫球。視情況需要，我可以只抽四十根菸，那為什麼要帶三包菸？這是因為有次我帶了兩包菸，但一包菸掉到了水坑裡。裡面的香菸全濕透，無法抽了。所以我從中汲取教訓，確保每次打高爾夫球時，都會帶三包菸應付可能發生的狀況。

戒斷反應造成的恐慌全是心理因素，是大怪獸使你困惑、讓你坐立難安，迫使你在半夜趕到街角的商店，確保你有充足的庫存。你的身體不會覺得疼痛，喚起大怪獸的生理反應十分輕微。

引起恐慌的是不確定性，早先在本書中，我們探討學生坐在考場中，卻不會因為對香菸的渴望而分心的案例。登機也是同樣的情況，因為你很確定，你知道接下來幾個小時不允許抽菸，也就不再擔心。

當你想抽菸，覺得該做些什麼時，便會感到煩躁不安和恐慌。我們先前花了寶貴的時間幫你重塑大腦，清除腦中的錯覺和迷思，讓你確信香菸對你毫無用處，你根本不會想念。當你決定要戒菸時，這種微弱的身體反應不會引起恐懼和恐慌，因為你明確知道造成這種感覺是什麼原因，並且在幾天內就會消失。

這股感覺就是小怪獸正奄奄一息，你根本不必等它死亡，就能享受不抽菸的快樂生活。每當你感覺到這種微小的感覺時，就能為你正在殺死死敵並擺脫束縛感到高興。

大騙局造就的創傷

你可能聽過嘗試戒菸的人描述他們經歷了可怕的創傷。甚至你自己可能也遭受同樣的創傷，在網路上快速搜尋，會找到一個非常不吸引人的尼古丁戒斷症狀表：

- 頭痛
- 咳嗽和喉嚨痛
- 噁心和腸痙攣
- 手腳發麻
- 盜汗
- 體重增加
- 焦慮
- 易怒
- 失眠
- 注意力不集中
- 抑鬱

上述每個症狀都是你靠意志力戒菸後產生的心理恐慌造成的結果。先前我們已經討論了大多數症狀，關於體重，你現在應該很清楚體重增加不是因為戒菸，而是因為抽菸的緣故；抑鬱、注意力不集中、失眠、易怒、焦慮和體重增加都是心理因素導致。前五個症狀確實是身體狀況，卻是你試圖靠意志力戒菸給自己帶來壓力造成的。

靠意志力戒菸是很莽撞的行動，他們不知道戒菸需要什麼，更不用說他們是否具備戒菸所需的條件。他們不知道在對香菸的渴望消失之前，還得依賴意志力多久。他們甚至不知道怎樣才能知道自己是否成功戒菸。這些不確定性全建立在他們相信自己有所犧牲上——「我能忍受被剝奪的感覺多久？」難怪他們一熄滅最後一根菸就感到焦慮！他們感覺就像蒙著眼從失火的建築物跳下來，等待最壞的情況發生。

壓力和焦慮會導致頭痛、噁心、盜汗和其他令人不適的戒斷反應，只要消除壓力，身體的不適症狀也會消失。請注意並非每個靠意志力戒菸的人都會出現這些症狀，大多數人發現戒斷期實際上比他們想得還不嚴重。

你已領先別人一步，知道你對自己在做什麼有絕對的把握。當你開始感覺身體有輕微的身體反應時，你已經知道你的生活再也不需要香菸，也沒有想抽菸的欲望。事實上，你甚至可能不會注意到身體的感覺，就好比眼角餘光瞄到肩膀上有一根毛一樣。

「那樣很好，但我過去戒菸時是一種折磨！要怎麼才不會重蹈覆轍？」

會有這個疑問很合理，如果你能理解過去自己嘗試戒菸失敗的原因，肯定有所幫助。不僅如此，但我得解釋一下「我想抽菸」會發生在什麼時候，以及「習慣」和「例行公事」如何觸發想抽菸的衝動，而不會在你戒菸時發生問題。

靠意志力戒菸的人所需承受的痛苦並非來自尼古丁戒斷造成的身體反應，而是由特定心理因素導致的被剝奪感、沮喪和惱怒。現在我要說明整個心理過程。

讓我們檢視一下過去你戒菸失敗時的原因，因為你沉溺在抽菸的念頭中，並因為當時被你誤認是尼古丁戒斷的感覺感到難受。

它源自於我們的例行公事。請不要誤解我的意思，你抽菸不是因為這是你的日常工作或習慣。習慣很容易打破。比方說，如果你習慣在早上洗澡，可能會先刷牙。這會成為一種習慣或每天重複的例行公事，甚至多年來都沒意識到。倘若你想改變這個習慣，改為洗澡後刷牙，那會很難嗎？當然不會。

你可能會發現頭幾天依然會在洗澡前先拿牙刷，若是如此，你可以在牙刷旁貼標籤提醒自己先淋浴再刷牙，輕易地糾正自己的習慣。幾週後，這件事就會成為你後天養成的習慣，若你想改掉，就要有意識地去改變。所以一個根深蒂固的習慣或例行公事，讓你多年來每天不假思索地自動執行，也可以在一夜之間毫不費力地改變。

我們的例行公事常會透過連結產生契機。想像一下，你過去曾嘗試戒菸，你一如往常地在傍晚下班回家。

你坐在家裡無所事事，過去這種時刻你可能會點起一根菸，因為它會引發「我想抽菸」的念頭。

下一個念頭是：「我不能抽菸。」

接下來你就會感覺被剝奪、沮喪和惱怒，我用「呃啊啊啊！」表示抓狂的情緒。

我找不到比「呃啊啊啊！」更好的字眼來形容了，這種感覺很可怕。記住，這個感覺並非來自尼古丁戒斷，而是「我想抽菸」的念頭導致的結果。

而後你告訴自己：「我受不了，我會盡量不去想它。」讓自己變得更加焦慮，所以你與這個感覺對抗，將其拋諸腦後。

然後會發生什麼事？你更甩不掉這個念頭了！我們根本不可能逼迫自己「不去想」某件事。如果我說：「不管你做什麼，現在開始不要想香蕉。」你會想什麼？答案當然是香蕉。當你試著不去想，你的大腦就已經在想了，就會再次觸發「我想抽菸」的想法。

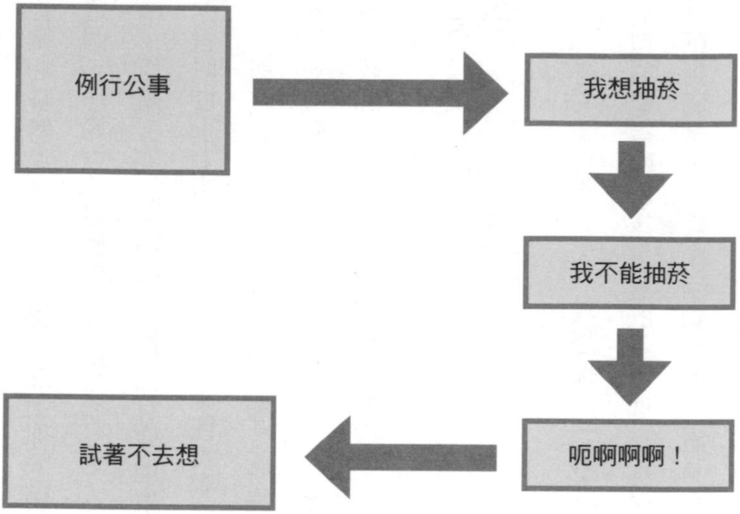

痛苦、折磨和煉獄的循環加速，所以你再次心想：「我想抽菸」，緊隨其後的是「我不能抽菸」的想法，然後就產生可怕的「呃啊啊啊！」感覺……所以你試著不去想，就會想更多！造成惡性循環。

當你在戒菸時，就算只是下班回家的某一個時刻，過去對抗的所有契機會一直重複這個過程。晚飯後、出地鐵、下公車時、上班的休息時間和性愛後。這個感覺可以將真正開心的時刻轉變為絕望。

我再次強調，意識到「呃啊啊啊！」的感覺與尼古丁戒斷無關。這是一種由心理活動產生的感覺。「我想抽菸……我不能抽菸……呃啊啊啊！」

尼古丁戒斷會發生在你下班搭地鐵回家

的途中，但反應輕微到幾乎察覺不到。當你踏出地鐵後，自然而然點起一根菸，對這個輕微的身體戒斷做出反應，加上你的例行公事或習慣，觸發「我想抽菸」的念頭。正是這個心理過程使戒斷期變得難以忍受，除非你改變觀念！

亞倫．卡爾的輕鬆戒菸法有效地重塑你的大腦，破壞那些功能失調的思考過程。在你對尼古丁上癮前，讓你的大腦恢復到原本的狀態。

與其將心理活動導致的身體反應誤認為身體的戒斷症狀，不得不與之對抗，你只要「重新啟動」，糾正自己的觀念，並享受良好的感覺。當你過著不抽菸的快樂生活時，有「我想抽菸」這個念頭真的無傷大雅。

重新布置的家具

有人問我要多久「我想抽菸」的念頭才消失？這其實因人而異，但事實是只要你不抽菸也能過得開心，這真的不重要。你是否曾經重新布置過家裡的家具？你對新佈局和擺設感到滿意，之後你回到房間，看見新的擺設使你嚇了一跳。適應新擺設花了你短暫的時間而且是輕鬆的。剛換擺設的前幾天可能會發生幾次不適硬的狀況，但很快新的擺設就成了新的規範。

這個過程當然不會造成不適。事實上，這只是在提醒我們現在房間擺設的樣子是我們想要的。這時候你所要了解的重點是在你完成課程後，「我想抽菸」的想法對你有什麼意義。

有些人覺得答案很明顯，然後說：「如果我的大腦告訴『我想抽菸！』，那一定是**我想抽菸！**」但事實並非如此，在跟朋友大吵一架時，你的大腦可能會短暫浮現：「我現在可以殺了你」的念頭。這個念頭不會讓你成為殺人犯，甚至不代表你是個壞人。這只是一個念頭，重要的不是想法，而是你對這個想法的反應。

人腦每天會有成千上萬個想法，多到我們甚至不可能全都梳理一遍。有些想法瘋狂古怪，有些完全不合適。你可能是一個完全正常的人，或許今天已經產生一些瘋狂而古怪的點子。

讓我舉個例子，這不是瘋狂古怪的例子，只是你的大腦偶爾也會犯錯，並說明我們如何在沒有焦慮、擔憂或自我懷疑的情況下處理錯誤。

想像一下，你在工作場合或家裡都有自己的指定車位，你一年來每天都把車停在那裡。現在想像自己的指定停車位移動了，往旁邊挪了一個空位。

換車位後的第一天，你不小心把車停在舊車位上，你會覺得意外嗎？當然不會，這幾乎是一定會發生的事。現在想像你不小心把車開進舊車位。你會熄掉引擎，高舉雙手然後說：「我的天啊，我太喜歡這個車位，對這個車位太有感情了，我根本移不了車？」當然不會嘛。

你會怎麼做？你只會把車開到新車位。你會開始擔心自己停車有問題嗎？當然不會。這是否代表你非常想把車停在舊車位上，而不是新車位？當然不是。

所以是什麼意思？這只代表你的大腦忘記停車位變了。就這樣，沒什麼大不了的。

如果隔天又發生同樣的情況，也不會造成你的困擾。你只需要重停一次車，不用意志力，也不代表你比較想停在另一個位置。這只代表你的大腦需要一點時間自動記錄車位已經變了，也就是基本的重塑大腦。你把一噸金屬停在錯誤的地方，只要不當一回事，就沒有任何自我懷疑或指責。

事實上，你能想像當你意識到自己剛停錯車位時的身體感覺嗎？輕微的緊繃感存在你的內心。那跟「我想抽菸」是一樣的感覺，但因為你不把它當一回事，它不會惡化、發展並成長為「呃啊啊啊！」的感覺。

如果你了解上述例子怎麼會發生一直把車停在同個位置上的情況，日復一日，年復一

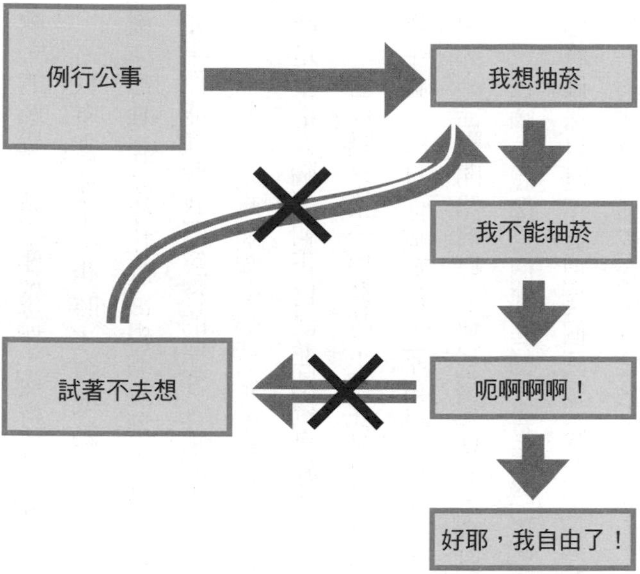

年，想想看抽菸、電子煙，或使用香菸沾粉、口嚼菸、口含菸的人每天會經歷多少次「我想抽菸」「我想抽電子煙」「我想使用香菸沾粉」或「我想使用口含菸」的想法。

正是如此。一天十、二十、五十甚至更多次，而這不只會發生在一年內，但會持續幾年？五年？十年？二十年？三十、四十甚至更多年？

你是否了解原則上，在你完成戒菸計畫後，出現「我想抽菸」的想法不代表你真的想抽菸？當然不是啦。這只代表你的大腦暫時忘記你戒菸了，這對抽菸抽很多年的人來說並不奇怪。

我不想再抽菸或對尼古丁成癮，你

絕對不想再抽菸、電子煙、JUUL，或使用香菸沾粉、口嚼菸等，這就是你讀這本書的原因。所以，如果在你戒菸後，「我想抽菸」的想法突然出現在腦海中，暫時觸發「呃啊啊啊」的感覺，請不要驚慌。保持冷靜迎接它，穩住自己心想：「好耶，我自由了。」

只有當你不去想時才會成為問題，當用上述停車場比喻提醒自己時，你會不覺莞爾。與其經歷掙扎或沮喪的時刻，導致可怕的負面循環，你將體驗到純粹的快樂時刻。如果你能理解我剛解釋的原理，那麼你的大腦就快重塑完全並啟動了。

你對「呃啊啊啊」的反應不會是不去想，因此確保你想得更多。相反的，你的反應將是重啟大腦、糾正自己並感覺良好。

當你點燃第一根菸時，便在身體內創造一個邪惡的小怪獸，一種以尼古丁為食的強大寄生蟲，一旦你戒菸後，不再供應尼古丁，你就完成消除邪惡怪獸的第一步。從這一刻起，小怪獸開始消亡，在它垂死期間，會試圖引誘你餵食它。

在腦海想像這個邪惡的小寄生蟲不斷蠕動，享受讓它餓死的快感。記住這個畫面，你將確保自己不會把這個感覺誤認為「我想抽菸」。專注於這個感覺有助於看清它的面貌。請注意這種感覺十分輕微，一個讓你坐立難安的空虛和不安全感。提醒你自己這種感覺是由前一根菸引起的，這個感覺或許不是很愉快，但也不是不能忍受。

不僅如此，你可以輕易地忍受，畢竟，你抽菸時每天都承受這種感覺。現在唯一的區別是，你沒有透過抽菸來回應這個感覺，而是什麼都不做。當你把那根毛拍掉後，就可以對自己說：「好耶，我自由了。」

原本可以快樂擊潰你的怪獸現在被你擊敗了。很快你的身體將沒有小怪獸，唯一的變故就是你在它垂死之際抽了菸。

無須杞人憂天

尼古丁是一種速效的藥物，大部分會在幾個小時內排出體外。尼古丁排出體外的幾天，你可能會注意到微量的痕跡。

對靠意志力戒菸的人來說，小怪獸死亡後的一段時間可能很危險。他們一開始滿腦子都是不能抽菸的念頭，然後突然意識到隨著時間流逝，他們都沒有想過要抽菸。這通常發生在大約三週後，或者在戒斷期過後的幾週內。

吸菸者所盼望的似乎都成真了，他們已經連續三週沒抽菸了，似乎甚至不懷念抽菸的感覺。哇！畢竟戒菸一點也不難，因此他們會給自己一點犒賞，只只抽一根菸會有什麼危險？如果他們笨到真的點了菸，就會發現味道不一樣，不會產生愉悅的錯覺。

記住，任何吸菸者認為香菸帶給他們愉悅的唯一原因是因為稍微緩解前一根菸的症狀。在這個情況下，前一根菸的尼古丁早就排出體外了，所以根本不需要緩解。

香菸並未讓他們信心高漲，但他們攝取了尼古丁，很快就會再次出現戒斷反應。一個聲音會說：「那味道太糟了。」但另一個聲音說：「或許吧，但我想再來一根菸。」他們會鍛鍊自己的自制力，拒絕立刻再抽一根。他們不想再此染上菸癮，所以會等待一段時間。

他們覺得自己處於完全控制中，但自由已經遭到破壞。下一次受到誘惑時，他們就會告訴自己：「我上次抽了菸，但沒有上癮，所以再抽一根菸也沒差吧？」

想起什麼了嗎？不久他們再次掉進陷阱中，怪自己太脆弱，使自己安於上癮的生活。

事實上，大多數靠意志力戒菸的人在幾個月後都會感到不適。他們可能殺死了小怪獸，但造成所有不適症狀的原因是大怪獸。這是他們對某個思考歷程反應，契機不再是尼古丁戒斷，而是來自提醒他們過去會抽菸的場合。

靠意志力戒菸的人總是盯著時鐘數日子，感覺自己該得到獎勵了。有了輕鬆戒菸法，就不會感到混日子，也不需要犒賞，因為你不會覺得自己受到剝奪。事實上從你戒掉最後一根菸開始，你就得到應有的獎勵了。

有了輕鬆戒菸法，自由就是回報

因此，當小怪獸死亡時，你已經過著不抽菸的快樂生活，甚至可能不會注意到戒斷反應，更不用說已經戒菸的事實。

關鍵是，戒菸後絕對不需要擔心戒斷期，你不必等待度過戒斷期，或在期結束後改變生活模式。你只需要——**好好享受！**

恐慌不安

很快你就會抽完最後一根菸或攝取最後的尼古丁。想到這一刻和擺脫尼古丁成癮就感到難以置信的興奮，這種刺激會讓你覺得恐慌不安、緊張和不耐煩。你可能會將這種感覺誤認為恐慌，但你可以透過提醒自己學到的所有知識，捫心自問有什麼恐慌的理由，輕鬆地消除困惑。戒菸後什麼壞事都不會發生，只會有好運降臨。

注意自己感到如此興奮的原因，尼古丁成癮的暴君已經困擾你太久，現在你就要擺脫這一切。你已經解開所有洗腦的痛苦枷鎖，很快你將完成通往自由的簡單步驟。

從那以後，你將感到身心變得更強壯，你會有更多積蓄、更多精力、自信及自尊。

你正要完成一項偉大的成就。走到這一步很難嗎？你可能會覺得步驟重複令人厭煩，但我可以向你保證，這是有意義且完全必要的。你有感覺疼痛嗎？還是你現在相信戒菸可以很輕鬆、沒有痛苦且一輩子有效，不需要靠意志力或使用替代品？

如果是後者，那你已經準備好最後一項儀式……

——**最後一根菸（電子煙或任何形式的尼古丁）。**

Chapter 20 最後一根菸

這一刻已經到來，你即將成為快樂的非吸菸者，完全擺脫尼古丁的束縛。這項偉大的成就可為你帶來巨大助益。剩下的就是完成最後一根菸或尼古丁的儀式。稍後我會具體指示你該怎麼做。

為什麼這麼做？

在這個最後階段，你可能會覺得這個問題很奇怪，但很多吸菸者到了熄滅最後一根菸的階段都會這麼問。檢視自己是否以正確的原因戒菸很重要，不抽菸有很多主要原因，例如，健康、金錢和對親人及家屬的內疚，但只有這些理由是不夠的。如果只有這些理由，那沒人會繼續抽菸。你必須清楚自己戒菸是因為——

絕對沒理由繼續抽菸或攝取任何形式的尼古丁。

對不抽菸的人而言，這句話似乎顯而易懂，但對尼古丁成癮的人來說，可能一輩子都沒有意識到這個簡單的事實：抽菸對你毫無益處。抽菸不會帶來真正的愉悅或精神上的支持，你也不會懷念它。亞倫．卡爾的輕鬆戒菸法改變了數以萬計的尼古丁成癮者的人生，讓他們看見現實。當他們恍然大悟，如釋重負的感覺太棒了。

你不是為了其他人的利益決定戒菸也很重要，許多吸菸者說他們希望為了自己的孩子或伴侶戒菸。如果你是出於這個原因，會有覺得自己是為了他人的利益而剝奪自己的權利，遲早你會想「犒賞」自己一根菸。那根菸很可能會再次啟動整個惡性循環。

戒菸最好的理由是為了自己的幸福。你才是要奔向自由的人，是你要重新發現生活的真正樂趣，是你正要擺脫奴隸的束縛。身為吸菸者，你失去了讓生活充滿樂趣的許多感覺：感覺健康、精力充沛；沒有內疚、沒有壓力、有自制力和快樂。戒菸以後，你將重新找回這些感受，你會想知道為什麼自己這麼害怕不抽菸的生活。

第七條規則：為自己戒菸，不要為了別人。

戒菸的原因很簡單且自私，因為你不抽菸更能享受生活。其他涉及的具體因素——對健康有益、擺脫束縛、節省花費、免於內疚和恐懼，你的親人感受到快樂和解脫——只是你享受生活的額外獎勵。

抽菸陷阱使你受到成癮束縛，它扭曲了你對現實的看法，灌輸你迷思和錯覺，使你落入陷阱。

有些人因為尋求刺激的危險活動而死，像是攀岩、跳傘、滑翔翼和賽車。他們選擇這種生活方式，並接受這可能會導致他們死亡，因為對他們來說，冒險是值得的。他們相信「為你所愛而死」這句話。

有些抽菸的人採取同樣的態度，但他們只是自欺欺人。抽菸毫無刺激感，根本不會獲得快樂；這只是一個展現自信的花招。這種感覺真的值得你去死嗎？如果你真的如願以償，真的有人能誠實地說：「你為了所愛而死」嗎？

抽菸或電子煙的人，事實上所有尼古丁成癮患者，都討厭香菸並希望能擺脫它。沒什麼比因為對尼古丁上癮而英年早逝更悲慘的了。儘管虛張聲勢，所有尼古丁的受害者都知道自己的愚蠢，如果他們能找到簡單的戒菸方法，就會照做。

值得開心的是，你找到了一種輕鬆的戒菸方法：輕鬆戒菸法。你已經掌握所有需要的知識，能夠輕鬆、無痛且永久地擺脫尼古丁陷阱。

選擇時刻

很多人達到這個階段，感覺自己已經沒有必要也不想抽菸了，並詢問是否有必要經歷最後一根菸的儀式或攝取最後的尼古丁。如果你沒有這種感覺，請不要擔心，即使你感到懷疑，你仍會收穫驚人的驚喜。

儀式是很重要的。

這是一個重要的時刻，是你人生的一項巨大成就，你將永遠懷著自豪及高興的心情回顧這一刻。永恆的紀念這個場合很重要。最後一根香菸或最後一劑尼古丁是你最後一次意識到抽菸卑劣且毫無意義的現實，讓它畫下休止符。也就是說，如果你好幾天不曾抽菸或攝取尼古丁，你就沒必要經歷這個儀式。當我下達抽最後一根菸的指示時，你只需要確認自己已經攝取最後的尼古丁，並發誓絕對不再讓這東西進入體內。

所以你只要選擇一個時刻，你可能沒有意識到，但當你剛開始閱讀這本書時，就已經做好了選擇。它將讓你從不快樂的吸菸者或尼古丁成癮者，變成快樂的非吸菸者。你只需要完成儀式。

你準備好了嗎？當然準備好了。當你拿起這本書時，你就已經下定決心要戒菸，或至少希望能夠戒菸。事實上，你們都準備過不抽菸的快樂生活。

時機已經成熟，沒有理由拖延。

現在這個時刻，正屬於你。

大多數人戒菸都在特定的場合，元旦就是典型的例子，新的一年，新的開始。可惜嘗試在元旦當天戒菸的成功率是所有時候最低的。

你有沒有試過在元旦戒菸？你在聖誕佳期期間抽了這麼多菸，已經感到厭煩。所以你在除夕當天的午夜前完成抽最後一根菸的儀式，把剩下的菸盒全丟進垃圾桶。

到目前為止，一切都很好，但幾天過去了，聖誕節的荒唐行徑被遺忘，由於戒菸，你的健康狀況已經有所改善，但小怪獸發出抗議。不抽菸的動機已經消失，你感覺身心變強壯，因為你不明白抽菸只會帶來煩躁不安，所以又接受抽菸。減輕渴望的感覺很好，所以你很快又一根接一根的抽。

當提到戒菸，像元旦或生日這樣的特定日子毫無意義。這些日子明確的戒菸動機，但效果並不持久。被剝奪的感覺取代了戒菸的渴望，我們很快會發現自己再度找藉口抽菸。一旦再次抽菸後，就會產生一種悲慘的失敗感，並加深戒菸很難的信念。

如果你剛好在新年或生日當天閱讀本書，別擔心……你可以從輕鬆戒菸法中受益，儘管不是在新年或生日那天，你還是會覺得戒菸很容易。我們在這裡的目的是要確保吸菸者不會拖延時間，而不是建議他們一定要避開那些日子。

還有一些時候，可以視為要戒菸的暗示，像是畏懼疾病。這股恐懼通常足以讓我們立刻把香菸扔進垃圾桶，但在一開始的恐懼後，隨之而來的是焦慮和壓力，這兩種感覺通常會讓我們陷入困境。只要你相信抽菸有助於緩解壓力和焦慮，你不久後就會再次抽菸。

一些吸菸者選擇可以擺脫一般誘惑的時間，例如紀念日或者社交日曆上安靜的日子。這種方法的問題在於留下揮之不去的疑問：「好吧，到目前為止我的都克服過來，但當我回到日常生活的時候呢？」

如果你看完這本書時恰逢上述提到的「特殊日子」之一，請不要擔心。儘管如此，你還是會成功戒菸。

你只要確定在任何情況下都不需要或不想抽菸，不要改變你的生活方式：外出享受社交、享受美食，從一開始應對壓力。當你殺死大怪獸時，你就沒必要給自己時間去適應。當你熄滅最後一根菸的那一刻，你就可以開始享受不抽菸的快樂生活。

從你拿起這本書那一刻變下定決心要戒菸，現在時機已然成熟。

現在該是你戒菸的時候，只需要幾分鐘。

檢查表

我敢肯定你很確定自己戒菸的理由，而且沒有任何理由繼續抽菸、電子煙，或使用其他形式的尼古丁產品。或許你還沒辦法想像擺脫束縛的感覺有多美好，但你應該會感受到即將發生美好事情的興奮，就像跳傘者站在敞開的飛機門旁。奇妙的事實是，在這種情況下甚至沒有一刻危險。

檢查表

R　歡呼吧！（Rejoice!）

這是很重要的一天，沒什麼需要放棄的，但會有很多驚人的收穫。

A　忠告（Advice）

不管有沒有抽菸都會給予忠告，如果其觀念與你在本書中學到的內容相衝突，請無視它。

T　時機（Timing）

為什麼要等待擺脫束縛的時機？戒菸的理想時機就是現在。

I　立刻（Immediate）

當你用輕鬆戒菸法時，不需要等待。一旦你熄滅最後一根菸時，就將過著不抽菸的快樂生活。

O　一根菸（One Cigarette）

沒有什麼「只抽一根菸」這種事，只要一根菸就能讓你回到尼古丁的陷阱裡。

N　再也不會（Never Again）

這是你菸癮的結束，你再也不會感到抽菸的欲望。

A 成癮性格（Addictive Personality）

即使你有成癮性格，你之所以成癮也是因為攝取成癮性藥物。你可以很容易戒掉菸癮。

L 生活方式（Lifestyle）

沒有必要為了避免抽菸的場合改變生活方式，除非你願意。

你感到心慌意亂完全可以理解。你正邁出一大步，但你不是盲目前進。你完全確定拋開的只有痛苦、墮落、髒臭和束縛。我可以向你保證，一旦邁向自由，那種感覺簡直令人難以置信。沒有不好的事會發生，只有驚人和令人振奮的自由。

最後確認你已經完全準備好，請查看「RATIONALIZED」檢查表，確保你對其中任何部分沒有疑問。

使用「合理化」這個字以提醒你所學到的一切，這樣你就永遠不會懷疑自己的抽菸決定，也不會屈服於「我想抽菸」的感覺。

第八條規則：現在請你抽最後一根菸／尼古丁。

在本書開頭，我讓你抽一根菸，仔細注意抽菸的整個過程，現在我要你重複這個過程。同樣，如果你抽的是電子煙，請最後再使用一次。使用口含菸、口嚼菸或任何尼古丁產品的人也一樣，請將我現在說的與那些產品聯繫在一起。

當你從菸盒中取出尼古丁產品時，它的外觀和感覺如何？

把菸放在鼻子下方，注意自己聞香菸時的感覺，你的心跳如何？

最後把香菸置於嘴唇間，點上火，吸入第一口污臭的菸氣，呼出來，讓菸飄散在你的臉和眼前。氣味如何？味道嚐起來呢？

你的舌頭有什麼感覺？喉嚨呢？鼻腔裡？肺部？夾在指間的菸看起來怎樣？如果你使用電子煙或其他尼古丁產品，請執行同樣的操作，在你使用時請進行分析。

如果你正在抽菸，請查看濾嘴。注意它已經變色。

當香菸燃燒殆盡時，提醒自己這是人生中難得一件一無所失並且收穫滿盈的情況。獲得這種喜悅無需付出任何代價，你不會感到被剝奪的感覺，因為你沒有「放棄」任何東西，你正在擺脫一個致命的敵人，所以歡呼吧。

當香菸快燒完時，你把香菸捻熄，看看它在菸灰缸裡的樣子，是多麼髒臭和可悲。請留意它在你嘴裡的味道。

現在閉上眼睛，莊嚴宣誓，對自己承諾，你絕對不會再抽菸，不會讓尼古丁再次進入你的身體內。

抱著這個念頭，你將不再需要使自己陷入污穢和墮落。

清除香菸和可能遺留的任何香菸或尼古丁產品的所有痕跡，像往常一樣繼續生活，還有——**感覺不可思議！**

Chapter 21

保持自由

做得好！現在你已經成為快樂的非吸菸者！當你開始新生活時，這些簡單提示有助於確保你永遠不會落入陷阱。不要等待任何事發生，你已經成功戒菸。當你擺脫最後一根菸、電子煙或尼古丁產品時，就已經是不抽菸的人了。你切斷了尼古丁的供應，並打開監獄的大門。

不要讓工作中糟糕的一天或跟伴侶爭吵打亂你步伐：雖然與戒掉尼古丁無關，但人每天都有好有壞，這就是生活壓力和重擔的一部分。然而，因為你的身心都會變強壯，你更能享受好日子，而更好地處理糟糕的時刻。永遠不要因為已經戒菸，而把壞事遷怒於工作、伴侶或孩子。

享受注意差異的過程：注意你的生活產生重要的變化，正如所有重大變化，尤其是好的那一方面，身心靈都需要花時間適應。如果你好幾天感覺不一樣或覺得迷失，不用擔心。只要接受現狀，用心感受。感覺到一種安靜、平和的感覺。有段時間可能會感覺有點怪。你有沒有看過一部電影，有人被從黑暗、陰森的地牢放出來的時候？當他們進入明朗的陽光中，感覺微風吹來，他們暫時遮住眼睛。最後他們不再瞇眼，張大眼睛，好好感受自由。這就是你目前的處境，好好享受。

離開監獄，從一開始享受生活：你戒掉了尼古丁，但沒有放棄生活。相反的，你可以從現在開始充分的享受生活。除非你想，不然不要以任何方式改變你的生活型態。繼續在上班時休息，但不要抽菸。為什麼要因為戒菸而錯過在吸菸區八卦和聊天的機會？

不要避開抽菸的朋友：不要試圖避開吸菸者，出去享受社交場合，從一開始面對壓力。如果你的伴侶或死黨會抽菸，不要責怪他們，不要逼迫他們戒菸，也不要干擾他們。你已經從可怕的磨練解脫出來，所以要有同情心。很快他們就會看到你對整件事多麼冷靜、平靜和鎮定，最終他們的好奇心會克服對戒煙的恐懼，想要效仿你。

你不需要戒酒：以前你戒了菸，幾杯黃湯下肚後可能就會失去定力。如果你堅持嚴峻的生活，靠意志力戒菸通常會發生這種事。出於這個原因和好意，試圖戒菸的人也會決定戒酒一段時間。但你不需要這麼做。不喝酒的人也不用開始喝酒，只要按照平常的樣子生活。如果你平時週五晚上會出去喝酒，請繼續這樣做。

永遠不要羨慕吸菸者：當你跟他們在一起時，記住你沒有被剝奪，他們有。他們會羨慕你，希望跟你一樣擁有自由。

不要使用替代品：忘記尼古丁貼片、口嚼錠或電子煙套件等替代品。你不需要這些東西，它們只會讓人們對尼古丁成癮。即使是表面上無害的替代品，像是口香糖或吃胡蘿蔔條或甜食，也會造成問題。你不需要替代品，你已經擺脫一種疾病，沒有放棄任何東西。任何替代品都可創造和延續被剝奪感，很快會喚醒大怪獸。享受並珍惜你無可替代的自由。

永遠不要懷疑你的決定：永遠不要懷疑自己戒菸的決定，你知道這是正確的選擇。如果你發現自己在想「我想抽菸」，不要感到驚慌，請記住停車場的比喻。這種感覺只代表你抽菸時代的回響，是一個美妙的時刻，提醒你擁有自由是多麼幸運。在你把黏在肩膀上的毛拍掉，露出笑容時，好好享受小怪獸的消亡。

記住，沒有「只抽一根菸」這種事：準備好接受朋友、同事甚至是陌生人提供「只抽一根菸」或「只抽一口」的建議，並記住抽一口菸就足以讓你重回尼古丁的陷阱。提醒自己你不需要香菸，如果有人要你「只抽一根菸」，記住，沒有只抽一根菸這種事。看看現實，一生的髒臭、疾病和痛苦，再看看成千上萬根菸——因為沒有只抽一根菸這種事。

扔掉剩下的香菸和尼古丁：請勿隨身攜帶香菸或把香菸放在家裡任何角落。如果你這麼做，就會打開懷疑的大門，幾乎肯定會失敗。你會建議一個酒鬼在口袋裡放一瓶威士忌嗎？也就是說，如果你的伴侶抽菸或電子煙，這真的不是問題。你不需要禁止他們在家裡抽菸。他們在家裡保留香菸或尼古丁跟你保留之間存在巨大的心理差異。丟掉你的，這就是你要做的。

不要試圖「不」去想香菸或抽菸：不要試圖拋開腦海裡抽菸的念頭，讓自己不去想某事是不可能的。你試著這麼做，會讓自己感到焦慮和痛苦。想到抽菸不一定會讓你痛苦，可以是巨大的快樂泉源。不要讓自己想：「我不能抽菸」或「我不能抽菸」，而是要記住能自由有多麼幸運。

「好耶！我戒菸了！我自由了！」

做一份書面紀錄：你抽菸或對尼古丁成癮的生活如何，會讓你想抽菸？用整整一頁描述，確保你用過去式形容。這是你逃離的生活，所以代表過去發生的事。而且一定要詳細描述。例如，你可以寫道：「過去抽菸的生活帶有臭味」——這是事實……但寫成：「身為吸菸者的生活，我的身體、口氣、衣服、家裡和頭髮都會發臭，讓我覺得很髒」可能更準確及真實。說出什麼很臭、聞起來感覺如何和讓你感覺如何很重要。全用過去式書寫，因為那是你逃離的生活。顯然，除了氣味外，關於抽菸、電子煙、JUUL、使用香菸沾粉或口嚼菸還有很多可以寫。

寫下身為吸菸者／尼古丁成癮者在生活各方面的事情。例如，你可以說：「它控制了我的生活，我做了什麼，什麼時候做，以及我做這件事的感覺，讓我感到虛弱。」

一旦你把有菸癮的日子各方面都敘述過後，請把這份紀錄放在手邊、皮包或皮夾裡，讓你時不時可以拿出來看。

這個想法不是因為害怕回到成癮的生活，這是真正慶祝並珍惜自由的例子。

不要空等自己戒菸：不要等待任何事發生，不需要等待自己成為非吸菸者。

你已經是了！

當你完成最後一根菸的儀式時，就已經成功戒菸。

最後

你取得的成就令人難以置信，但請記住，你不孤單。數以萬計的吸菸者透過輕鬆戒菸法成功戒菸。不要猶豫，向全世界講述你的成就。你不是在吹牛，而是幫忙拆穿抽菸的巨大謊言，並幫助且激勵許多吸菸者和尼古丁成癮者，以擺脫束縛，擁抱自由和幸福。同時要確保在吸菸者面前放鬆，記住「假仁假義」的吸菸者帶給你的感覺，你不會是其中之一。

如果你有任何疑問、疑慮或問題，請隨時聯繫離你最近的亞倫．卡爾輕鬆戒菸中心。我們的全球治療師團隊的每一位成員都透過這種方式戒菸，他們總是很高興聽到任何人加入他們的自由。

恭喜！

最後，恭喜你獲得自由。享受生活，擺脫身為吸菸者的惡夢，遠離尼古丁成癮者的惡夢。

附錄

使用「亞倫・卡爾的輕鬆戒菸法」成功案例——

- 安東尼・霍普金斯爵士（Sir Anthony Hopkins）
- 艾希頓・庫奇（Ashton Kutcher）
- 安潔莉卡・休斯頓（Anjelica Huston）
- 布魯斯・歐菲爾德（Bruce Oldfield）
- 大衛・布萊恩（David Blaine）
- 大衛・卡麥隆（David Cameron）
- 戴夫・史都華（Dave Stewart）
- 艾倫・狄珍妮（Ellen Lee DeGeneres）
- 詹盧卡・維亞利（Gianluca Vialli）
- 傑瑞德・巴特勒（Gerard Butler）
- 傑森・瑪耶茲（Jason Mraz）
- 詹姆斯・史派德（James Spader）
- 喬絲・史東（Joss Stone）
- 金・佐恰克（Kim Zolciak）
- 盧・里德（Lou Reed）
- 馬克・諾弗勒（Mark Knopfler）
- 麥克・麥克英泰（Michael McIntyre）
- 馬赫什・巴布（Mahesh Babu）
- 妮基・格拉瑟（Nikki Glaser）
- 派翠西亞・艾奎特（Patricia Arquette）
- 紅粉佳人（Pink）
- 理查・布蘭森爵士（Sir Richard Branson）
- 羅伯・派汀森（Robert Pattinson）
- 羅蘭・穆雷（Roland Mouret）
- 露比・韋克斯（Ruby Wax）
- 西恩・賓（Sean Bean）
- 史帝法諾・加巴納（Stefano Gabbana）
- 史都華・科普蘭（Stewart Copeland）（警察樂隊）
- 維多莉亞・柯倫・米契爾（Victoria Coren Mitchell）

輕鬆戒菸法是一個啟示，使我快速擺脫菸癮。

安東尼．霍普金斯爵士（Sir Anthony Hopkins）

我讀了亞倫．卡爾寫的書，最棒的一件事就是，你可以邊抽菸邊看這本書……這個人很聰明，當你看到最後一頁時，他會說：「好啦，抽最後一根菸吧。」然後你會想：「我不知道自己想不想抽，但既然你這麼說了，那好吧，亞倫。」事情就是這樣，然後你熄滅香菸，結束了一切。自此我再也沒抽過菸。

艾希頓．庫奇（Ashton Kutcher）

亞倫．卡爾的輕鬆戒菸法為我實現了我認為不可能的事情——在一夜之間放棄三十年的抽菸習慣，簡直就是奇蹟。

安潔莉卡．休斯頓（Anjelica Huston）

小時候母親罹癌去世是我最難忍受的傷痛。看著朋友走上深受菸癮所苦的道路，一直讓我難以釋懷。經過廣泛的調查，我發現最好的方法是送他們去亞倫．卡爾的戒菸機構，因為我曾見證它在許多親密朋友身上的成效，對我來說，這真的很神奇。

大衛．布萊恩（David Blaine）

我戒菸了……我讀了亞倫．卡爾的這本書，每個讀了這本書的人都能戒菸成功！

艾倫．狄珍妮（Ellen Lee DeGeneres）

我停下腳步，參加亞倫．卡爾的輕鬆戒菸研討會，我想感覺自由，而不是成為尼古丁的奴隸。尼古丁不會帶來任何愉悅。

詹盧卡．維亞利（Gianluca Vialli）

我戒了十年的菸，但戒菸帶來的影響真的讓我很難受。這次，有了亞倫．卡爾的輕鬆戒菸法，我戒菸真的很輕鬆。最棒的一件事是他堅持要持續抽菸到最後。

詹姆斯．史派德（James Spader）

輕鬆戒菸法拯救了包含我在內約二十個朋友，沒騙你。

傑森．瑪耶茲（Jason Mraz）

我的個性容易成癮，對像我這樣從十五歲起就開始抽菸的人來說，我向你保證，亞倫．卡爾的書改變了我的一生。我請來打掃泳池的員工跟我說：「妳應該不要再抽菸了。」而我的反應是：「閉嘴，馬克。」他跟我說看了這本書後，他戒掉抽了三十一年的菸。我並不是真的想戒菸，我照書上說的，讀這本書時抽了整整一包菸，然後我就再也沒抽過。如果我能做到，那任何人都辦得到。

金．佐恰克（Kim Zolciak）

幾年前友人送了我亞倫．卡爾的書……我發現它非常有用。那是一本很棒的書。

盧．里德（Lou Reed）

容我為各位推薦亞倫．卡爾的輕鬆戒菸法，事實上我已經推薦很多次了。

麥克．麥克英泰（Michael McIntyre）

我努力戒掉抽菸的習慣——我會做出戒菸的決定，但這非常、非常困難。只要有機會，我就抗拒不了偷偷抽菸的衝動。那個時候，我收到了亞倫．卡爾的書《1000萬人都說有效的輕鬆戒菸法》。讀完那本書後，我再也沒有碰過一根菸。

馬赫什．巴布（Mahesh Babu）

亞倫．卡爾的輕鬆戒菸法是停止成癮的最佳方法，我認真覺得我要不是喜劇演員，我會想成為亞倫．卡爾研討會的負責人！

妮基．格拉瑟（Nikki Glaser）

在我懷孕時，我靠亞倫．卡爾的輕鬆戒菸法成功戒菸，我真心覺得有效。女兒葳蘿的出生讓我杜絕抽菸的念頭。何況現在香菸聞起來令我反胃。

紅粉佳人（Pink）

對於任何想戒菸的人，我衷心推薦亞倫．卡爾厲害的《這本書能讓你戒菸》。我知道很多人讀了亞倫的書後，人生起了重大改變。

理查．布蘭森爵士（Sir Richard Branson）

亞倫．卡爾是一個有遠見的人，一眼就看出「抽菸」這個問題的答案。他就像福爾摩斯一樣解決謎團。與使用電子煙不同，他獨創的戒菸法本身的健康風險為零，0% 毒性，罹患肺炎或癌症的機率也是 0%，而且你只需要花少少的錢買他的書（或參加一門課程），之後完全無須任何費用。

維多莉亞．柯倫．米契爾（Victoria Coren Mitchell）

高寶書版集團
gobooks.com.tw

HD 142

這本書能讓你戒菸

1000萬人都說有效的輕鬆戒菸法進階版

Allen Carr's Easy Way to Quit Smoking Without Willpower

作　　者　亞倫．卡爾Allen Carr
譯　　者　陳思華
責任編輯　吳珮旻
封面設計　林政嘉
內頁排版　賴姵均
企　　劃　鍾惠鈞
版　　權　張莎凌

發 行 人　朱凱蕾
出　　版　英屬維京群島商高寶國際有限公司台灣分公司
　　　　　Global Group Holdings, Ltd.
地　　址　台北市內湖區洲子街88號3樓
網　　址　gobooks.com.tw
電　　話　（02）27992788
電　　郵　readers@gobooks.com.tw（讀者服務部）
傳　　真　出版部（02）27990909　行銷部（02）27993088
郵政劃撥　19394552
戶　　名　英屬維京群島商高寶國際有限公司台灣分公司
發　　行　英屬維京群島商高寶國際有限公司台灣分公司
初版日期　2022年8月

國家圖書館出版品預行編目（CIP）資料

這本書能讓你戒菸：1000萬人都說有效的輕鬆戒菸法進階版 / 亞倫.卡爾(Allen Carr)著；陳思華譯. -- 初版. -- 臺北市：英屬維京群島商高寶國際有限公司臺灣分公司, 2022.08
面；　公分. --（HD 142）

譯自：Allen Carr's easy way to quit smoking without willpower

ISBN 978-986-506-415-0（平裝）

1. CST: 戒菸　2.CST: 吸菸

411.84　　111005952